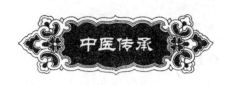

中医传承

全国名中医用药特辑

高血压高血脂诊治

主　编◎王广尧　杨丽华　马　春
副主编◎李淑玲　杨　光　付　强
编　者◎都业馨　王　钰　贾晓敏　闫小鹏

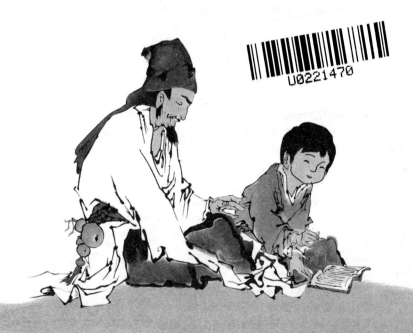

U0221470

吉林科学技术出版社

图书在版编目（CIP）数据

高血压高血脂诊治 / 王广尧等主编. -- 长春：吉林科学技术出版社，2015.2

ISBN 978-7-5384-8691-9

Ⅰ．①高… Ⅱ．①王… Ⅲ．①高血压－中医治疗法②高血脂病－中医治疗法 Ⅳ．①R259.441②R259.892

中国版本图书馆CIP数据核字(2014)第302295号

全国名中医用药特辑

高血压高血脂诊治

主　　编：王广尧　杨丽华　马　春

出版人：李　梁

责任编辑：韩　捷　李永百

封面设计：长春创意广告图文制作有限责任公司

制　　版：长春创意广告图文制作有限责任公司

开　　本：787mm×1092mm　1/16

印　　张：11

印　　数：1-35 000册

字　　数：230千字

版　　次：2015年8月第1版

印　　次：2022年6月第3次印刷

出版发行：吉林科学技术出版社

社　　址：长春市人民大街4646号

邮　　编：130021

发行部电话/传真：0431-85635177　85651759
　　　　　　　　　　　　　　85651628　85635176

编辑部电话：0431-85635186

储运部电话：0431-86059116

网　　址：http://www.jlstp.com

实　　名：吉林科学技术出版社

印　　刷：天津海德伟业印务有限公司

书　　号：ISBN 978-7-5384-8691-9

定　　价：48.00元

前言

随着社会的进步，人们越来越重视自己的健康，但随着生活水平的提高、物质文明的发展，中国居民慢性非传染性疾病，如高血压、高血脂、糖尿病等患病率上升迅速，已经引起全社会的关注。据我国自20世纪50年代以来进行的三次成人血压普查，高血压患病率分别为5.11%、7.73%与11.55%，总体上呈明显上升趋势；我国大于18岁居民血脂异常患病率为18.6%，男性22.2%，女性15.9%，据此推算，估计全国18岁以上的血脂异常患者达1.6亿，这一数字也在逐年攀升。高血压病、高脂血症属冠心病、脑梗死、肾脏疾病等疾病的重要危险因素，而预防和控制高血压、高血脂被认为是心脑血管疾病一级预防的主要途径之一。有效地防治高血压和血脂异常，可明显地降低脑卒中、冠心病和肾脏疾病的发病率和死亡率，例如，总胆固醇每下降1%，冠心病的危险度就会相应下降2%～3%。

目前通过发挥中医辨证论治的特色，以中药复方治疗高血压、高血脂的临床研究已取得一定的成果。中医治疗是以病证结合、辨证论治方法，把调整脏腑阴阳气血失衡作为重点。从临床实践看，中药在改善症状、减少西药不良反应和对脑心肾等重要脏器的保护作用等方面，有一定优势。因此，对于高血压、高脂血症的治疗，应重视中医治疗，把控制血压血脂、改善症状、保护脑心肾等重要脏器，提高生活质量，作为综合治疗的目标。

本书从诊治用药经验的角度，根据全国当代著名中医学家大量的医论、医话、医案等文献资料，编辑总结了近40位全国名老中医治疗高血压、高脂血症的独到经验，揭示了名老中医治疗高血压、高脂血症各具特色的理论见解和治疗规律，着力反映各位名家的用药特色，以利于指导临床实践、提高疗效，其先进性和实用性不言而喻。每篇文章后，均附录各位名医的秘验方，这些方剂均为名家的经验结晶，经过数十年临床反复验证，千锤百炼，疗效确切。这些秘验方不仅为广大中医药科研、教学、临床工作者提供宝贵的参考资料，而且丰富了中医方剂学的内容，弥足珍贵。

本书在编写过程中得到韩捷编审的指导和帮助，谨致谢忱。

编　者
2015年7月

目录

第一章　高血压

第二章　高脂血症

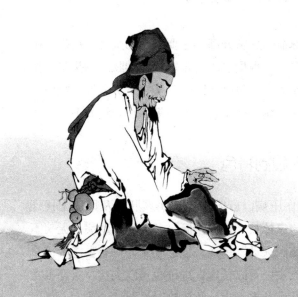

第一章

高血压

厚积薄发
承古创新　　焦树德

焦树德，男，1922年出生于河北省，首批全国老中医药专家学术经验继承工作指导老师。1940年，考入天津"中国国医函授学院"，系统学习中医，后又考入天津西医专门学校（后改为新医专科学院）通过函授学习西医。焦老于1991年10月应国家中医药管理局邀请在人民大会堂参加了全国挑选的500名老中医药专家收徒拜师大会。1992年4月被北京市科学技术委员会评为"科技之星"，消息在《北京日报》头版发表。自1990年起享受国务院颁发的"特殊津贴"。1994年被收录于英国《剑桥国际名人辞典》。中日友好医院学术委员会委员、中医教授、主任医师、专家室副主任、博士学位审授委员会委员。

高血压病是一种以动脉血压异常升高为主要表现的全身性疾病。祖国医学中虽然没有这个病名，但根据它的临床症状，如眩晕、头胀、头痛、耳鸣、失眠、烦躁等来看，可包括在眩晕、头痛、失眠等疾病中。近几年来笔者运用中药治疗本病获得了较好的效果，现介绍如下。

🌀 一、高血压病用药独到特色

1.注重辨证用药　高血压病以肝阳上亢、阴虚肝旺及风痰上扰证较为多见。所以前人有"诸风掉眩，皆属于肝""无火不动痰，无痰不生晕"及"无痰不作眩，痰因火动"等说。证之临床，确有参考价值。同时，要注意疾病的转化，实证可以转虚，虚证也可以夹实。实证多言其标，虚证多言其本，标是由其本而生，故治疗时又要注意治本，抓住适当时机，治疗其正虚的一面。《黄帝内经》中有"上虚则眩"及"上气不足，脑为之不满，耳为之苦鸣，头为之苦倾，目为之眩"的说法；明张景岳有"无虚不作眩"之论，足资参证。但是也要时时注意不可忽略实证的治疗，甚至有时必须先治其实。如少阳病之目眩、阳明病之眩冒，皆属实证；又如"心下有痰饮，胸胁支满，目眩"及湿郁之头眩，皆不能言虚，俱不可用补，应全面看问题，不可偏执。另一方面，标、本、虚、实、风、痰、气、火等又常兼杂并见，不可不知。同时高血压病具有肝阳旺、风痰上扰，下虚上实等共性，但更重要的是要注意分析每个病人的特性，对肝风、肝阳、肾虚、肝旺、痰塞经络、风痰上扰等，孰先孰后，主次标本，比重多少，缓急轻重，都须分辨清楚。立法组方，必须权衡准确，才能取得良好效果，千万不可用"对号入座"式的方法，生搬硬套。

2.**借助前人经验** 前人的治疗经验对临床多有帮助，如"上实者治以酒大黄，上虚者治以鹿茸酒"。"欲荣其上，必灌其根。""乙癸同源，治肾即治肝"，"治肝即熄风，熄风即降火，降火即所以治痰，神而明之，存乎其人"等，均可参考应用。在运用前人经验的同时，也要随时吸取近人的研究成果，如近代报道有降血压作用的中药：桑寄生、杜仲、仙灵脾、元参、山茱萸、山栀、白蒺藜、钩藤、石决明、夏枯草、野菊花、桑白皮、地龙、茯苓、半夏、泽泻、牛膝、葛根、桑枝、枸杞子、丹参等，均可结合辨证选用。

3.**发挥经验优势** 在治疗比较顽固的头痛、偏头痛时，常在辨证论治的应证方剂内，加用一些荆芥或芥穗（病情较轻者用荆芥，重者用芥穗），往往取得良效。因为荆芥（芥穗）可兼入血分（头痛久者多与血分有关）；可引方内其他药力上达头部而发挥效果；可疏散郁热而清头目。头部气血疏畅不滞则疼痛可减。故此在治高血压病头痛明显者也常在辨证论治的基础上加用此品，对解决头痛有效。对属于肝阳旺的高血压病，笔者常在辨证论治的方剂中加用泽泻或与地骨皮同用。因为泽泻能泻肝经郁热（古称肝经相火），故又可配加地骨皮清热益肾，二药合用泻肝益肾，常取得相得益彰的效果。一得之见，仅供参考。

4.**注意药量用法** 治疗高血压病不可求之过急，因本病多是渐积而来，祛病亦如抽丝，须逐步认识，连续观察，深入治疗，故在诊治过程中，要注意守法守方，坚持一段时间，以观后效。有些主要药物，药量宜稍重，例如用钩藤，不但药量须较大，而且要注意煎药时"后下"，久煎则效果不好。生赭石、生石决明、生牡蛎、灵磁石等药量须重用，并要先下，待其煎熬10～15分钟后，再下他药。

5.治病必求其本　如遇到服药则有效，血压可降至正常，但停药一段时间，血压又回升的情况，要继续给予辨证论治，深入观察，循证求因，遵照治病必求其本的精神，进行治疗，则一次比一次稳定的时间要长，并且在全身情况都好转的基础上血压也就渐渐稳定。不要一见波动，即认为无效而放弃治疗。

二、中医对高血压病的辨证论治

高血压病的临床证候很多，根据体内阴阳盛衰、脏腑虚实、舌苔、脉象、体型以及发病诱因等的不同，进行分析归纳，最常见的可有以下4种不同表现。

1.肝阳上亢　多由素体阳盛，或怒动肝火，或气郁化火致使肝阳亢盛。阳主动，主升，肝阳上冲，肝热生风，清窍受扰而致发病。方选龙胆泻肝汤加减。加减法：肝火盛者，重用龙胆草、黄芩、山栀、夏枯草、生赭石、泽泻。气郁者，加香附、青皮、川朴、郁金、白梅花。

2.阴虚肝旺　多由平素阴虚，或久劳伤阴，或久病耗阴等导致肝肾阴虚，肝阳偏旺，肝风内动而发病。方选天麻钩藤饮加减。加减法：尺脉沉弱，腰膝酸软者，去夏枯草、菊花，加何首乌、女贞子、地骨皮。

3.肾精亏虚　多由先天不足，肾精不充，或房劳伤肾，肾精亏耗而致。肾主髓，脑为髓海，"髓海不足，则脑转耳鸣，胫酸眩冒，目无所见，懈怠安卧"。　另一方面，肾虚不能养肝，则肝阳易动，虚风上扰。方选枸杞地黄汤加减。加减法：偏于肾阴虚者，兼见五心烦热，口渴梦遗，脉象细数，酌加地骨皮、秦艽、鳖甲、龟板胶等。偏于肾阳虚者，兼见畏寒阳痿，腰以下发凉，足跟痛，两腿无根，舌质淡，尺脉缓弱。酌加肉桂、紫河车粉（分冲）、淫羊藿、沉香粉（分冲）。妇女更年期高血压，表现为阴阳俱虚者，既有五心烦热，面部烘热，烦躁，脉细等阴虚证，又有畏冷足寒，腰腿酸痛，喜暖等阳虚证，可选二仙汤加减，处方如：仙茅、仙灵脾、当归、巴戟天、黄柏、知母、牛膝、生地、熟地、桑寄生等。

4.痰浊上犯　素体肥胖或恣食肥甘，伤于脾胃，中湿不化，湿聚生痰，痰浊壅盛，脾壅肝郁，可致肝风夹痰上扰而发病。另一方面，痰浊流注经络，影响气血运行，亦可致肢体麻木，半身不遂等。方选旋赭涤痰汤加减。加减法：便溏、迟消、到饱、脉濡者，去枳实、黄芩、栝楼。加白术、草蔻、炒苡仁等。痰郁化火者，去半夏，加竹茹。改南星为胆星。以上4种证候是较常见的。讲述是分开来谈的，但在临床上四证又常混合兼见，并且四者互为影响，在一定条件下，又可相互转化，故临证时必须灵活运用。

附：秘验方介绍

1.潜阳化痰降压方

【组成】生赭石（先下）20g　生牡蛎（先下）15g　生石决明（先下）10g　牛膝15g　白蒺藜10g　黄芩10g　橘红15g　半夏10g　茯苓15g　香附10g　胆星8g　全瓜蒌15g　芥穗10g　赤芍10g　红花10g

【功效】平肝潜阳、化痰清热、活血通络。

【主治】高血压病症见头晕头痛，肢体麻木发胀，甚至活动不利，舌尖红，苔薄黄，脉象沉滑。

【用法】水煎服，每日1剂。连服1～2个月。

【方解】方中以生赭石、生牡蛎、生石决明为君，平肝降逆，伍牛膝、白蒺藜助君药行令，黄芩、化橘红、半夏、茯苓、香附、胆星、全栝楼化痰清热，赤芍、红花活血通络。芥穗清头目。诸药合用共奏平肝潜阳，化痰清热之效。

【点评】本方是焦老先生治高血压病证属肝阳上亢、痰热内阻的经验方，本方取代赭石汤以平肝潜阳、清降肝火；用二陈汤加清热化痰药以清化热痰，药证相合，多能收效。

2. 养阴熄风降压方

【组成】天麻、钩藤各15g　生石决明（先下）10g　夏枯草15g　菊花、生地、生白芍各12g　玄参15g　生牡蛎（先下）15g　生赭石（先下）20g　桑寄生15g　益母草、牛膝各15g

【功效】养阴潜阳、柔肝熄风。

【主治】症见头晕眼花、头重脚轻，或偏头痛，烦躁易怒，失眠多梦，或面部阵阵烘热，或两手颤抖，下午手心发热，午后及夜间口干。舌质红，苔薄白、薄黄或无苔，脉象细数。

【用法】水煎服，每日1剂。连服1～2个月。

【加减】若头晕目眩、头重脚轻明显，两足无根者，去玄参、菊花。加灵磁石（先下）、山茱萸肉、杜仲、泽泻。

【方解】方中天麻、钩藤、石决明均有平肝熄风之效，用以为君。夏枯草、菊花清热泻火，使肝经不致偏亢，是为臣药。益母草活血利水，牛膝引血下行，配合生地、桑寄生、白芍、玄参补肝肾之阴，生牡蛎、生赭石安神定志，俱为佐使药。

【点评】本方是天麻钩藤饮的加减方。天麻钩藤饮具有平肝熄风、清热活血、补益肝肾的功效，经加减后养阴潜阳、柔肝熄风作用更为明显，适用于肝阳上亢、肝肾阴虚的高血压患者。天麻的主要成分——天麻素不仅具有显著的镇静安眠功效，还能较好地恢复血管弹性，保持血管收缩平衡，起到降压稳压的作用。

3. 化痰降浊降压方

【组成】半夏20g　茯苓15g　橘红10g　枳实10g　栝楼15g　竹茹15g　旋覆花10g　代赭石15g　黄芩10g　槟榔5g　南星5g　天麻、钩

藤各15g

【功效】化痰降浊、调肝健脾。

【主治】症见头胀头重，如裹如蒙，眩晕且痛，胸膈满闷，呕恶痰涎，少食多寐，舌苔白腻，脉弦滑。

【用法】水煎服，每日1剂。连服1～2个月。

【加减】一般随证加减。

【方解】方中半夏、茯苓、橘红健脾化痰为君，枳实、栝楼、竹茹、旋覆花、代赭石行气降逆，合以天麻、钩藤以平肝熄风为臣，佐以黄芩、槟榔、南星清泻里热，共奏化痰降浊、调肝健脾之效。

【点评】高血压病多以头痛、眩晕为主要症状。朱丹溪《丹溪心法·头痛》中认为"头痛多主于痰"，认为痰浊内阻可导致头痛。《丹溪心法·头眩》中有"无痰不作眩"的主张，提出"治痰为先"的方法。此外，《医学入门·头眩》中说："大概肥白人多湿，痰滞上……治宜从痰为主。"本方是焦老先生的经验方，以温胆汤为主，化痰理气，加旋覆花、代赭石、天麻、钩藤以平肝潜阳，用以治疗以痰热内扰为主的高血压病有效。

（马 春 整理）

高血压病的治疗经验　柴浩然

柴浩然，男，1923年生于山西万荣。自幼秉承家学，1943年参加天津国医函授学院学习，后又两次求学于上海、江苏、浙江等地，拜访陆渊雷、张赞臣、叶橘泉、承淡安、陆瘦燕等名家。历任荣河县医学促进会主任、运城地区中医学会理事、《山西中医》杂志编委、运城地区中医院内科主任等职。擅治外感热病，精于内、妇两科，积累了丰富的临床经验。强调辨证论治当以仲景学说为经、历代名家学说为纬，主张寒温辨证为一体，熔经方、时方、验方运用为一炉，善用调理脾胃、补益肝肾、活血祛瘀、理气化痰等法治疗疑难杂症，尤其对慢性胃炎，冠心病，糖尿病，急、慢性肾炎，胆结石等，均有独到的治疗方法。

◑ 一、治疗高血压的权变法

临证中常常根据病人年龄、性别的不同，体质、禀赋的差异，兼夹病证的多寡，知常权变，灵活加减，以应对错综复杂的病情需要。

肝火炽盛或肝阳上亢之高血压病，均与七情所伤密切相关，又随情志波动加重，在阳热亢盛、气血逆乱之中，每寓肝失疏泄条达之病机；加之清肝泻热药苦寒降泄，平肝熄风药质地重坠，有悖肝之疏泄条达之性。注重照顾肝主疏泄的生理特点，酌情加入白蒺藜、佛手、生麦芽、川楝子、绿萼梅、玫瑰花等舒肝解郁之品，既能顺遂肝木之性，又可消除胸胁胀闷、时欲太息等兼症。

高血压证属肝火炽盛、肝阳上亢者，灼伤阴血，内扰心神，或肾阴不足，心神失养，每兼心悸、失眠、寐浅、多梦等神志不安之证，而神不守舍，虚阳浮动，又不利于肝火清泄，或肝阳的平潜，使高血压病加重。所以，根据心神不安的轻重不同，酌情选用琥珀、莲子、夜交藤、柏子仁、合欢皮等养心安神之品。

高血压病程日久，络脉瘀阻，伴有肢体麻木，甚或活动失灵等症，多根据其轻重程度不同，一是善用藤类药，如养血通络的鸡血藤，清热通络的忍冬藤，祛风通络的青风藤、海风藤、络石藤等，此类药品通络化瘀，且性质平和，宜于长期配用。二是选用秦艽、豨莶草、嫩桑枝等辛寒或甘寒祛风湿，通筋脉之品，可避免温燥之弊端。三是择用乌梢蛇、桃仁、红花等活血通经之品，以畅血行，但此类药多为暂用，不宜长期服用。

肝火炽盛或肝阳上亢，往往灼津成痰，形成痰火交炽或风痰上扰等兼夹病证，出现恶心呕吐、时唾痰涎、脘腹痞满、舌苔黄腻等症，柴浩然清肝泻热或平肝熄风的同时，酌情配入川贝、胆星等清热化痰之品，或合以小陷胸汤（黄连、半夏、栝楼）清热化痰、宽胸散结。

高血压不论何种证型，若兼有胸闷、胸痛、气短、心悸、舌质紫暗、脉弦涩等心脉瘀阻之证，则可酌加丹参、郁金、桃仁、红花、赤芍、枳壳等行气活血、祛瘀通脉之品。

二、治疗高血压"反跳"的经验

高血压"反跳"，一般是指高血压在用中医清肝泻火、平肝熄风、滋阴潜阳等常法，或使用西药降压之品治疗中，初用效果明显，渐用微效或无效，甚至出现血压增高、波动较大、持续不降的临床现象。从辨证论治着眼，不拘泥于常法常方，针对高血压"反跳"的不同病因病机，总结出以下7种治疗方法。

1.疏肝理气，将顺肝木之性　本法适用于肝郁气滞、化火上冲所致的高血压或其"反跳"者，症见头痛头涨，胸胁满闷，时欲太息，烦躁易怒，失眠寐浅，乳房胀痛，舌红苔薄黄，脉弦而数。此证虽有肝火上冲，初用清肝泻火之法即效，但因肝火乃肝失疏泄、气郁化火所致，屡用清肝泻火之法，其苦寒清降，有悖肝的疏泄条达之性，使肝气愈郁愈逆，血压波动较大，不时出现"反跳"。这种情况:尤其是在情志不遂，忧思恼怒，或正值经前期、更年期、精神过度紧张时，更为明显。

对此，柴浩然主张以疏肝理气为主，将顺肝木之性，常用逍遥散或四逆散加天麻、钩藤、菊花、夏枯草等。

2.行气活血，调理气血郁滞　本法适用于气血郁滞、肝阳偏亢所致高血压病，或中风瘀血阻络，肝阳上亢，血压波动不稳定者。症见头晕头痛，胸胁刺痛，肢体麻木，或半身不遂，唇色紫暗。舌有瘀斑瘀点，脉弦涩或弦细涩。此证由于气血郁滞以致气血逆乱，上冲于脑，而使肝阳上亢加重。若单纯平肝潜阳，气血逆乱得不到恢复，往往出现血压波动较大，甚或"反跳"。对此，柴浩然强调以行气活血为主，调理气血郁滞，常用血府逐瘀汤加天麻、钩藤、珍珠母等平肝潜阳之品，使血压恢复正常。

3.降胃安冲，有利肝阳下潜　本法适用于胃气不降，冲气上逆所致高血压病者，症见头痛眩晕，胸闷不舒，嗳气频作，食后胃脘痞满顶胀，甚或时觉有气从小腹或胃脘上冲胸咽或头部，而症状加剧，血压波动者，舌质淡、苔薄白，脉沉弦。因胃气以下行为顺，冲气以敛藏为常。肝阳上亢，易引动胃气、冲气上逆，而胃气、冲气上逆，又能助长肝阳上亢，故长期服用平肝潜阳之剂，未顾及胃气不降与冲气上逆，往往出现高血压"反跳"现象。对此，认为以降胃安冲为主，则有利于肝阳的下潜，常用《金匮要略》奔豚汤加生代赭石、生龙骨、生牡蛎等平肝潜阳之品，使血压恢复正常。

4.温肝散寒，以利浊阴下降　本法适用于肝胃虚寒、浊阴上逆所致高血压"反跳"者，症见巅顶头痛，眩晕时作，干呕或多吐涎沫，或口中黏滞多唾，胸膈满闷，胃脘痞塞，吞酸嘈杂，舌淡苔白滑，脉沉弦滑。形成本证，一是长期服用平肝潜阳、清热镇逆等重坠寒凉之剂，损伤脾胃，内生寒湿痰浊，随肝气上逆；二是素体阳弱，肝气不畅，中焦升降失司，痰浊内生，而随厥阴肝经上逆；三是久病不愈，年高阳衰，体质丛阴化寒，以致阴寒痰浊之邪上逆，阻塞清窍。对此，治从温肝散寒，使浊阴之邪下降，常用《伤寒论》吴茱萸汤合以半夏、天麻、白术汤治疗。

5.温化痰饮，斡旋中焦气机　本法适用于脾胃阳虚、痰饮中阻、气机升降失常所致高血压"反跳"者，症见头晕嗜睡，头重如裹，心悸短气，胸胁胀满，倦怠乏力，舌淡体胖，苔浊腻或滑润，脉沉弦滑。中焦为气机升降枢纽，脾胃阳虚，痰饮，内停，阻滞中焦，使升降失常，清浊相混，而上干清窍。若临床忽视辨证论治，不仅血压降不下来，还会出现"反跳"现象。对此，辨证求因，治从温化痰饮，斡旋中焦气机，常用《金匮要略》苓桂术甘汤合泽泻汤加味。

6.温阳利水，以助膀胱气化　本法适用于肾阳不足、膀胱气化不行、水气上凌或浊邪上逆所致高血压"反跳"者，症见头晕头痛，畏寒肢冷，小便不利或夜尿较多，下肢或全身水肿，舌淡白、苔白润或水滑，脉沉弱或沉弦迟。高血压病属于肾阳不足、水气上凌之证，临床虽较少见，但未切中病情，不仅徒劳无功，还往往出现"反跳"现象。对此，使用温阳利水之法，以助膀胱气化，常用《伤寒论》真武汤加味。

7.解表散寒，疏通太阳经输　本法适用于高血压病兼夹风寒外感，营卫失和，太阳经输不利而致高血压"反跳"者。除高血压常见症外，又增恶寒发热，肢体酸楚疼痛，后头部胀痛较甚，且有紧束感，或颈项僵直疼痛等。高血压患者兼夹外感，临床较为多见，若属风热外感，疏散风热之桑叶、菊花、蝉衣、僵蚕之类，每兼有清热平肝之功，可与高血压辨证用药相得益彰。若属外感风寒，皮毛闭塞，太阳经输不利，往往会使血压增高，出现"反跳"。对此，只要有风寒表证，即可使用解表散寒之法，表实宜用《伤寒论》葛根汤，表虚则用桂枝加葛根汤。

☟ 附：秘验方介绍

1. 清肝泻热降压方

【组成】龙胆草6～9g　杭白菊9～15g　钩藤12～18g　竹茹15～24g　地龙9～12g　生地15～24g　决明子15～30g　栀子9～12g　黄芩6～9g　玄参9～15g　甘草6g

【功效】清肝泻热。

【主治】适用于肝火炽盛、攻冲头目之高血压病者，症见头痛且涨、口苦咽干。胸中烦热，急躁易怒，夜寐不安，大便干结，小便短黄，舌红苔黄，脉弦滑而数。

【用法】水煎服，每日1剂。

【加减】对痰湿内生可酌情加茯苓、陈皮、天麻、珍珠母，亦常收显效。大便秘结甚者，加大黄。

【方解】方中以龙胆草清肝泄热为君，杭白菊、决明子、山栀、黄芩、钩藤平肝潜阳为臣，佐以竹茹、地龙、生地、玄参、甘草养阴以助君泻热。

【点评】本方是龙胆泻肝汤的加减方，突出了清肝泻火、平肝熄风之功效，使肝火得清、亢阳得平、肝风得熄、阴阳平衡，诸症自止。方中钩藤清泻肝火，《本草纲目》云：钩藤治"大人头旋目眩，平肝风"。常被选用于治疗高血压病的复方中药中。

2. 平肝熄风降压方

【组成】天麻6～9g　钩藤12～18g　珍珠母24～30g　生石决明24～30g　生白芍15～18g　夏枯草15～18g　磁石15～30g　生牡蛎15～24g　生龟板15～24g　甘草6g

【功效】平肝熄风。

【主治】适用于肝阳上亢，气血上逆，甚或肝风内动之高血压病者。症见头晕头痛，心烦耳鸣，面红目赤，失眠健忘，噩梦纷纭，甚或眩晕欲仆，头痛如掣，双手颤抖，语言不利，步履不稳，舌红苔白，脉弦数或弦长有力。

【用法】水煎服，每日1剂。

【加减】若面肌痉挛、口角抽动者，酌配僵蚕、全蝎；下肢水肿、小便不利者，酌伍丝瓜络、路路通、泽泻、益母草。

【方解】方中天麻、钩藤平熄肝风为君。珍珠母、石决明、牡蛎、磁石平肝潜阳，龟板、白芍滋补肝肾之阴，以制阳亢，共为臣药。夏枯草清肝散郁结降血压，甘草调和诸药，为佐使。

【点评】本病的病机关键在于素体肝肾之阴潜在不足，加之长期七情过用，五志过极，耗伤正气，损害真元。肝气郁滞日久，势必水不涵木，厥阴邪火翕然而起，上扰清窍，升降失度，头痛、目眩、耳鸣、烦躁、心悸、失眠诸症丛生。方中天麻、钩藤等平熄肝风以治标，用龟板、白芍滋补肝肾之阴，平抑阳亢以治本，药简效宏，堪称良方。

3. 滋阴潜阳降压方

【组成】蒸首乌18～24g　女贞子9～15g　细生地9～15g　杭白菊9～15g　旱莲草9～12g　桑寄生9～15g　怀牛膝9～15g　珍珠母15～30g　制龟板9～15g　枸杞子9～15g　炙甘草6g

【功效】滋阴潜阳。

【主治】适用于肾阴不足、虚阳失潜之高血压病者。症见头晕目眩，咽干耳鸣，两目干涩，视物昏花，失眠寐浅，烦躁易怒，腰膝酸软，肢麻震颤，舌红或绛，少苔或无苔，脉弦细或细数。

【用法】水煎服，每日1剂。

【加减】胃纳呆滞、饮食减少者，酌加炒鸡内金等。

【方解】方中蒸首乌、女贞子为君补肝肾之阴，细生地、杭白菊相用清热为臣，旱莲草、桑寄生、怀牛膝、珍珠母、制龟板、枸杞子等助臣和阴，炙甘草调和诸药。

【点评】叶天士《临证指南医案》云："因精血衰耗，水不涵木，木不滋荣，故肝阳偏亢。"本方适应证的临床特点既有亢阳上扰之"上实"证候，又有阴液亏虚之"下虚"证候，依此次辨证应用本方，必收良效。

（杜言辉　整理）

高血压病辨证用药经验谈

史沛棠

史沛棠（1894—1965），男，浙江德清武康上柏人。15岁拜名医姚耕山为师，19岁返乡开业。先后任杭州市中医院门诊部主任、浙江省中医药研究所所长、浙江省中医学院院长等职。1960年当选为浙江省政协常务委员、中国农工民主党浙江省委员会副主任委员。擅长内科、妇科疾病的诊治。晚年从事高血压、肾炎、糖尿病、肝炎、肿瘤等病的临床研究，对慢性病治疗更具丰富经验。著有《内经知要浅解》《灵枢选读浅注》《伤寒论浅注》《金匮要略浅注》《五运六气括要》《内科诊治手册》《妇科诊治手册》《常用药物手册》等。

高血压是一种常见疾病，根据发病原理，有原发性高血压和继发性高血压之分。临床表现：早期有头昏头痛，耳鸣心悸，记忆力减退，易于烦躁，或夜间失眠，甚至彻夜不寐，自觉烘热，指趾发麻，颈项关节酸痛，筋惕肉瞤。晚期，随着病情的演变，可以进一步发生口眼㖞斜，半身不遂或四肢瘫痪，或舌强语言謇涩，或猝然昏倒、不省人事等高血压中风症候。本病是一种严重危害人民健康的疾病。兹就祖国医学对本病的认识，结合个人的经验，对其辨证和治疗，探讨如下。

一、辨证施治述要

高血压的临床证型，通过望闻问切四诊，结合病因病机分析，大致可分为以下4种类型进行辨证施治：

1.心阳过亢型　多因烦劳伤阴，阴不济阳，导致心阳偏亢，症见颈项肩背不舒，上肢及胸前可有不定期刺痛，夜间失眠，心悸不宁，头面烘热，容易烦躁，大便燥秘，胸中气闷，若见面浮跗肿，已入严重阶段，舌质必绛，苔多薄白，脉象左侧见动，两手洪大，或有歇止。病久，心脏阴气自衰，脉象可见小数，其血压往往舒张压偏高，亦有收缩压同时增高者。其治疗宜投甘苦咸寒之品，以咸寒能滋阴降逆，柔养血脉，甘能育阴，苦可清火，常用补心丹加减出入。如生地、麦冬、柏子仁、酸枣仁、茯神等，以养心阴，再以海藻、地龙软血脉，并参入茜根、赤芍、夏枯草、杜仲、茺蔚子等化瘀通络、平肝降压。

2.肝胆阳升型　多由饮酒过度，或情志不悦，以致肝胆木火燔灼，肝胆上升，血压升高，其人性情躁急，容易动怒，经常头晕头痛，面红口苦，夜寐多梦，手指蠕动，大便时坚，小溲灼热，舌苔糙白，脉象弦大兼数，或弦细而数，其血压常见收缩压过高，亦有舒张压偏高者。盖肝胆均属风木，内寄相火，故宜用苦寒之品，直折其炎上之风火，常用龙胆泻肝汤加减，如龙胆草、黄芩、山栀、丹皮、夏枯草、马兜铃等，并以苦寒轻清之药以养阴清火，兼顾其本，如羚羊、钩藤、杭菊、珍珠母、何首乌、白芍等，能养阴柔肝、清泄木火，仍可参入槐花、夏枯草、茺蔚子、赤芍、茜草根、淮牛膝、杜仲等平肝降压之品。

3.水不涵木型　多因房劳不节，或年老少阴不足，以致肾阴下虚，水不涵木，阳浮于上，下虚上实，血压升高，其症状每多出现头晕目花，耳鸣健忘，腰背酸痛，四肢无力，夜有内热，或盗汗遗精，甚则心肾不交，夜来失眠，舌苔薄白，舌质红，脉多细小而弦，尺部偏旺，其血压大都收缩压与舒张压同时升高。治当分辨水不涵木，肝阳上扰，抑或水不制火，心阳上亢。因肝阳失涵而上扰者，滋肾之中仍佐以凉肝柔肝，不得泻肝，当用生地、茱萸肉、首乌、潼蒺藜、龟板、牡蛎等大补肾阴的药，配合甘菊、白芍、钩藤、夏枯草、丹皮、凉肝柔肝之品，仍佐怀牛膝、茺蔚子、桑寄生、茜根、赤芍、槐花等滋肾行血降压药物。

4.气血两虚型　常因劳倦过度，气分耗伤，或营养不良，气血两亏，并无阳旺脉证，当血压升高，仍有头痛、头晕症象，脉见虚大或见小数，眠食如故，此为气血不足，升降失调所致。治当以调养气血为主，宜用甘温补之，常用归脾汤加减，如黄芪、党参、白术、当归、熟地、杜仲、潼蒺藜、菟丝子、枸杞子、云母石等药。

对于肾炎高血压的治疗，若属于阴虚有浮火者，可参照肾阴亏高血压治则，择要使用。如果属于阳虚无火者，按气血两虚高血压治疗方案，随证加减治之。

5.高血压引起中风的辨证分类 仲景《金匮要略》有中风专篇分别详述，其中络、中腑、中脏等病理分类，可作为中风症的临床辨证的依据，如中经络者，病势较轻，可无猝倒昏迷，但见半身不遂，或运动不利，或口眼㖞斜，或舌强难语等。中腑者，病已属重，可见猝然昏倒，牙关紧闭，两手握固等风火痰闭的证候。若中脏者，病情最重，常见口开、手撒、眼合、遗尿、声如鼾等五脏绝证，已难药救。根据不同的临床症情，可以有以下6种治法：

（1）滋阴降火，熄风平逆法 主治真阴亏，心肝阳亢，猝然昏仆，不省人事，面赤烦躁，呼吸气粗，舌绛苔黄，脉红数弦滑者，方药用羚角钩藤汤合龙胆泻肝汤加减。若痰热壅盛，喉间痰声如鸣者，可加鲜竹沥、天竺黄、川贝母、猴枣散，清化痰热，以防痰火壅塞神机，使昏迷加深。如见口噤不语、牙关紧闭、两手握固之闭证者，可用牛黄丸清热泻火、醒神开窍，或先用开关散吹鼻宣窍，同时灌服牛黄至宝丹或安宫牛黄丸2粒，常获显效。

（2）涤痰顺气，利窍醒神法 主治痰气壅逆，清窍被蒙，猝然昏迷，不知人事，喉间痰声辘辘，舌苔白而黏腻，脉象弦滑者。方药用涤痰汤合苏合香丸加减，苏合香丸辛香透窍，开闭最有卓效，凡中风因痰气闭塞者，应当急先用之，但灌服后，气顺神醒，即宜停用，以防香燥烁津而助风火。

（3）育阴潜阳，化痰开窍法 主治猝然中风，昏迷不省人事，面红如妆，烦躁不安，口噤不语，声出如鼾，喉中痰声辘辘，二便自遗，舌绛脉劲，属阴虚火旺，风痰壅盛，上闭下脱者。方药用参麦地黄饮合三甲复脉汤加减，并用牛黄至宝丹2粒灌服。若肝风动甚，出现肢痉抽搐者，尚可加入羚羊角、钩藤、蜈蚣、全蝎，有平肝、熄风、止痉之功效。血分有热者，可加犀角磨汁冲饮，能清热以凉血。

（4）益气扶元，豁痰利窍法　主治猝然中风，昏仆，口噤不语，四肢厥冷，喉间痰声呼鸣，昏睡声如鼾，二便自遗，舌苔黏腻，属阳虚神不守舍，痰阻不宣，内闭外脱者。方药用参芪龙牡合导痰汤加减，另加苏合香丸2粒，化后灌服，以其辛香开窍，豁痰开闭。

（5）补阴回阳，救逆固脱法　主治各类中风，出现体温下降，肢体不温，但寒不热，面色反见潮红、汗出、遗尿、舌淡苔白脉浮洪，重按即无，属心肾两亏，阴阳不相顺接，立有虚脱之变者。方药用参附龙牡汤合生脉饮加减，以急救中风之虚脱。若药后阴阳调和，虚脱得纠后，仍当根据不同病证，分别调治。

（6）熄风平肝，养血通络法　主治中风之后，神识虽已清醒，但气血虚馁未复，脉络阻闭不宣，口眼㖞斜，半身不遂，多日不愈者。方药用天麻钩藤饮合归芍地黄饮加减，以滋肾养血、熄风通络为治。若舌体强硬、言语謇涩者，乃风痰阻滞未清，仍可佐用涤痰汤。

二、用药经验

1.高血压病的辨证分型虽有多种，但阴虚阳亢最为常见，阴虚者为肾阴之虚，阳亢者为心肝之阳亢，前者为本，后者为标，二者虽为因果关系，临床辨证治疗仍当有缓急之分。如早期高血压，一般偏实，以心肝阳亢为主，是标急于本，晚期偏虚，以肾阴亏损为著，是本急于标，根据标本缓急的原则，治疗当有侧重，但对高血压的治疗，常以标本兼顾为多见，并以补虚固本尤为重要，叶天士论治中风病证指出：肾精虚耗，以致肝风鸱张，滋阴可以熄风，只知攻风祛痰，不知涵养肝肾，补益下虚，是舍本求末，颠倒了先后主次的关系。所以治疗高血压，必须重视固本补虚，特别是滋肾养阴的治则，即使是阳亢偏实的高血压病，在泻火熄风的同时，仍当佐用补益肝肾的药物以兼顾其本。至于舌苔厚腻，胃纳不佳，大便溏泄，脘腹不舒，中焦有痰湿壅滞，或脾胃运化不健者虽宜滋补，也不能急予味厚而腻、寒凉滑润之品。

2.高血压病的病理基础，虽以心、肝、肾三脏为主，但病久易累及他脏，若肺脾受病，易生痰聚湿。如有痰湿夹杂，首当清其痰湿，但化痰忌投南星、半夏，防其温燥劫液，逐湿当忌猪苓、滑石，因淡渗最易伤阴。常用白术、陈皮、茯苓、薏苡仁、佩兰等健中化湿，较为稳妥。

3.据实验研究报道，多种中草药具有直接降血压的功效，如夏枯草、甘菊、茜根、黄芩、桑寄生、杜仲、茺蔚子、牛膝、槐花等，临床应用确有一定降压效果，但高血压是由于阴阳气血失调所致的一种慢性病证，因此，必须在辨证施治的基础上，通过药物调节，使阴阳平衡逐渐得到恢复，才能达到根本治愈。对确具降低血压功能的药物，也应在辨证的基础上，根据不同性味加以选用，才能发挥更好的疗效。

4.高血压日久，长期阴液不足，导致阴损及阳，酿成阴阳两虚的复杂病情，辨证不可拘于阴虚阳亢，应根据症情、舌苔、脉象，辨其虚实寒热，随证而治之。若气血两虚者，可用肉苁蓉、枸杞子、龟板、鹿角霜，滋阴以和阳。鹿角霜为血肉有情之药，性虽温而不燥，与熟地、龟板等同用，能调节阴阳，益肾而生经血，对高血压后期，肾功能减退者，颇有良效。

附：秘验方介绍

1.降压1号方

【组成】生地10g 山茱萸肉15g 龟板20g 菊花10g 生牡蛎15g 炒丹皮10g 制女贞子15g 夏枯草15g

【功效】壮水涵木、熄风潜阳。

【主治】症见头晕目眩，耳鸣齿痛，神烦失眠，口干舌燥，大便时坚，舌苔薄白，尖边质红，两脉小弦。

【用法】水煎服，每日1剂。连服3～6个月。

【加减】水不济火，心阳无制而妄动者，须以壮水补肾药内，佐以川柏、知母、川连等清热泻火之品。

【方解】 生地、山茱萸肉、龟板、为君大补肾阴；配合菊花、夏枯草、丹皮凉肝柔肝、活血降压；佐加女贞子助君补益肝肾之阴，牡蛎平肝潜阳。

【点评】本方是史老先生的经验方。 清代医家华岫云总结叶天士治肝风之法，华云："先生治法，所谓缓肝之急以熄风，滋肾之液以驱热……是介以潜之，酸以收之。"上方组方机制，恰和叶天士治肝风之法，足见史老功底之深厚。

2. 降压2号方

【组成】羚羊角10g　钩藤15g　茯苓15g　菊花15g　桑叶10g 龙胆草12g　栀子15g　黄芩10g　生地10g　泽泻10g

【功效】凉肝降火、熄风平逆。

【主治】症见猝然昏仆，不知人事，面赤烦躁，呼吸气粗，舌绛苔黄，脉红数弦滑者。

【用法】水煎服，每日1剂。连服3～6个月。

【加减】若血分有热而鼻衄、舌绛者，犀角、玄参、生地等凉血滋阴之品。

【方解】方中羚羊角，清泄肝热、熄风止痉之效颇佳，钩藤清热平肝、熄风止痉。桑叶、菊花辛凉疏泄，清热平肝熄风，以加强凉肝熄风之效；龙胆草大苦大寒，上泻肝胆实火，下清下焦湿热；黄芩、栀子具有苦寒泻火之功；茯苓宁心安神，生地滋阴清热；泽泻、清热利湿，使湿热从水道排除。

【点评】本方是羚羊钩藤饮的加减方，较之原方凉肝清热功效更为明显。

3. 降压3号方

【组成】人参15g　黑附子15g　龙骨10g　牡蛎15g　麦冬20g　五味子15g

【功效】补阴回阳、救逆固脱。

【主治】症见肢体不温，但寒不热，面色反见潮红，汗出，遗尿，舌淡苔白脉浮洪。

【用法】水煎服，每日1剂。连服3~6个月。

【加减】病久气虚者，可加用黄芪、党参。

【方解】方中人参甘平，附子辛热，益气回阳复脉，生津止渴，振兴元气。麦冬甘寒，益胃生津，清心除烦，润肺养阴。五味子酸温，敛肺益气，生津止渴，固表止汗，宁心安神。龙骨、牡蛎降逆固脱。

【点评】本方是在生脉散基础上总结的经验方，确有回阳救逆之效。现代药理研究表明，人参、黑附子主要含人参皂苷、乌头类生物碱，具有回阳救逆、益气固脱之功能，对心肾阳虚型原发性高血压配合心痛定有明显的降压作用。

（杨丽华　杨　光　整理）

高血压的辨证与治疗

魏长春

魏长春（1898—1987），男，浙江宁波人。初学药业，旋学中医，继学中医，继拜浙东名医颜芝馨为师，从医六十余年，临床经验丰富，医术精湛。早年以治疗外感时病为主，后又专攻内伤杂病调治，擅长诊治消化系统疾患及急重症，享有盛誉。著有《慈溪魏氏验案类编初集》《魏长春医案》《魏长春临床经验选辑》《中医实践经验录》等，并发表论文数十篇。历任浙江省第四届人民代表大会代表、浙江省第四届政治协商会议常务委员会委员，中华全国中医学会浙江分会顾问，浙江中医院副院长。

高血压，顾名思义就是血压异常升高。由于高血压病的病因多与精神因素有关，故病人的精神状态和疾病变化发展有着极其密切的关系。如病人对疾病存在不必要的顾虑，紧张害怕一辈子不能治愈，或担心日后得"中风"等重病，不仅对疾病不利，相反会促使病情发展和恶化，而良好的精神状态（如有信心、乐观），则对病情的恢复起着积极作用，因此，采取正确的治疗措施，对症下药，对病人做耐心细致的思想工作，就能提高疗效，缩短疗程，达到最佳治疗效果。

本病临床常见头痛头胀、眩晕、耳鸣、失眠、心悸、四肢麻木等症状，根据中医辨证，则属于"肝风""肝阳""上盛下虚"、肾水不足，肝火上冲的证候。中医所谓的肝病范围很广，除一部分是指肝脏器官实质病变外，肝风、肝阳、肝火等则是神经系统的一些证候群，证候的性质部位和动态多与性情急躁或情绪激动有关。《黄帝内经》指出"肝者，将军之官，谋虑出焉"。将军和谋虑，就包含着指性情急躁和情绪激动的意思。后人根据《内经》以上论述和"诸风掉眩，皆属于肝"之旨，把它纳入肝病的范畴。尽管这类术语应用到实践中去还是比较抽象的，但从古籍的部分肝病内容里，是可以寻找到本病的部分治疗方法的。分析高血压的总病机是阴阳失于平衡，所以治疗方法要以协调人身阴阳水火的不平衡，使归于平衡为主，即从《黄帝内经》治病必求其本与治病必求其因两项入手。"求本"是辨明病人体质阴阳虚实。"求因"是探索为什么会产生这种病，查清其成病的原因和有无其他兼症夹症，随症用药，而不能仅着眼于降压。现介绍常用的方药如下：

1. 高血压早期，患者体质较强，多数为肝阳偏胜，胆火内炽，临床表现为头目眩晕胀痛，耳鸣，口苦，烘热，头重脚轻，手足麻木，大便秘结，脉来弦大有力，舌质深红或绛。治宜平肝泻火。方用黄芩泻心汤。药用黄芩9g，生白芍9g，生甘草3g，龙胆草5g，焦山栀9g，钩藤9g，怀牛膝15g。黄芩泻心汤适用于高血压初起肝胆实火为患，黄芩、芍药、甘草、龙胆草、焦栀子泻火，钩藤平肝散风，怀牛膝降压。这是新病实证的治法。

2. 高血压证的肝阳上亢，表现为头痛眩晕，行走欲仆，烦躁失眠，性情急躁，脉象弦硬，舌红。治以降压调肝汤为主。药用谷精草、旱莲草各30g，夏枯草12g，野菊花、广地龙、钩藤各9g，决明子、怀牛膝、桑寄生各15g。一般而言高血压多因郁怒不乐，阳不秘藏，发生内风，攻冲成病。降压调肝汤，是从平熄肝风着手，使内脏阴阳协调。方中的谷精草、旱莲草、夏枯草熄风降压，决明子、广地龙柔肝降压，野菊花散风降压，怀牛膝引药下行，以治头脑胀痛，桑寄生养血、散风、降压，钩藤平肝熄风。诸药合用，冀以达到平静内风，降低血压而归于平。

3. 高血压日久体虚，下虚上实，肾亏肝阳上升，症见头目眩晕，头痛欲仆，四肢麻木，心悸夜不安眠，脉象弦细活滑大，舌红干燥。治宜滋阴潜阳，清上实下。方以杞菊地膝煎为主。药用枸杞子9g，大熟地15g，怀牛膝9g，旱莲草、桑枝各30g，山茱萸、泽泻、决明子各9g。杞菊地膝煎是纳气归根、上病下治的方剂。枸杞子补肾填精、纳气强心、益肝明目；白菊花养肝散风，治头痛眩晕作痛；熟地补血固精；怀牛膝引头脑郁热下行；旱莲草滋益肾阴，凉脑明目；桑枝散风平肝以治肢麻；山茱萸补肝以治头风脑痛；泽泻滋阴泻火，治头晕耳鸣；决明子明目益肝，治头风热痛；全方以补虚培本为主。

4.慢性肾炎，病程久，内脏阴阳失调，症见血压升高，头晕痛，小便短少，体肿，口干，大便微溏，行动气促，脉象沉迟或沉细，舌淡苔白。此乃命门火衰，三焦气化失职，无排尿能力，需通阳利尿，升清化浊，以利积水、平血压。拟用瞿附通阳汤加味。药用瞿麦、熟附子、淮山药、茯苓、天花粉、车前子、怀牛膝、椒目、生黄芪等。

5.病人素体胃阳虚，中气不足，内蕴痰水，呕吐涎沫，使肝气厥逆上冲，头痛眩晕，四肢酸麻，脉弦或沉紧，舌质淡白。此肝胃气化失调，导致血压不正常，时高时低，治宜温胃暖肝、和中降逆。拟用吴茱萸汤加味。药用吴茱萸、西党参、生姜、红枣、姜半夏、怀牛膝、决明子等。吴茱萸汤方出张仲景《伤寒杂病论》《金匮要略》两书，原治干呕吐涎沫、头痛病症，今用治高血压胃阳不足，有水气及肝气上逆证。此方以萸、姜、参、枣四味温中平肝降逆；加姜半夏消痰厥、止头晕；怀牛膝引药下行，亦能起降压之效；决明子善治头风痛。此是治疗高血压之虚寒体质肝胃失调方。若因痰湿上蒙清窍者，可用半夏天麻白术汤加减治之。

6.凡病都有兼症及夹症，高血压病兼痰火，头眩胀痛，喘咳气急，咳痰黄白厚腻，眼睛高突，脉象滑大，舌红，苔黄白厚腻。治以清降痰火为主。用雪羹汤加味，使肺气清肃，血压自然平稳。药用陈海蜇60g（洗净），野荸荠7只（洗去泥），海藻、昆布、决明子各9g，黛蛤散12g（包），桑枝30g、桑白皮、马兜铃各9g，黄芩6g。血羹汤由海蜇、荸荠二味组成，清代王晋三《古方选注》谓此方可治痰火咳逆，兼能平肝柔坚，今借治高血压血管硬化夹痰火证，佐海藻昆布咸以软坚，黛蛤散是煅蛤壳与青黛合剂，消痰火治喘逆，决明子、桑枝平肝熄风，桑白皮、黄芩、马兜铃清肺降压，善化痰火，以平咳喘，肺主一身之气，肺气清肃下降，痰火自消，血压自然下降。

◯ 附：秘验方介绍

1. 降压1号秘方

【组成】 天麻12g　白术10g　茯苓10g　法半夏10g　陈皮6g　钩藤16g　柴胡10g　泽泻10g　怀牛膝24g　甘草3g

【功效】 健脾化痰、升清降浊。

【主治】 症见头晕，伴耳鸣，恶心，呕吐，食欲欠佳，大便溏薄，小便频数。舌体稍胖，舌质偏红，苔少而润，脉弦滑。

【用法】 水煎服，每日1剂。连服3～6个月。

【加减】 头晕甚者可加石菖蒲开窍醒神，寐差者加磁朱丸10g。

【方解】 半夏燥湿化痰、降逆止呕，天麻平肝熄风而止头眩为君；白术运脾燥湿，茯苓健脾渗湿为臣；柴胡、泽泻清肝泻热使邪有出路，橘红理气化痰、生姜、大枣调和脾胃为佐，甘草协合诸药为使。诸药相伍，共奏燥湿化痰，平肝熄风之功。

【点评】 本方由半夏白术天麻汤加钩藤、柴胡、泽泻而成。致眩病因有虚有实，医圣张仲景认为痰饮是眩晕发作的原因之一，半夏白术天麻汤方出自清代程钟龄《医学心悟》，具有燥湿化痰、平肝熄风之功效，本方可使风熄痰消、眩晕自愈而血压平复。

2. 降压2号秘方

【组成】 吴茱萸6g　太子参12g　大枣5枚　生姜10g　黄连4.5g　法半夏10g　怀牛膝10g　决明子10g

【功效】 温肝和脾、降逆止呕。

【主治】 症见头晕头痛，气短，胃脘作痛，喜温喜按，舌质红，苔薄白，脉沉弦。

【用法】 水煎服，每日1剂。连服3～6个月。

【加减】胃寒者可加木香、砂仁。

【方解】方中吴茱萸味辛苦而性热，归肝、脾、胃、肾经。既能温胃暖肝以祛寒，又善和胃降逆以止呕，一药而两擅其功，是为君药。重用生姜温胃散寒，降逆止呕，用为臣药。吴茱萸与生姜相配，温降之力甚强。人参甘温，益气健脾，为佐药。大枣甘平，合人参以益脾气，合生姜以调脾胃，并能调和诸药，是佐使之药。

【点评】本方是吴茱萸汤的加减方，原方由吴茱萸、人参、生姜、大枣组成，不仅温中补虚，降逆止呕，尚能温肝散寒，平冲降浊。魏老谨守病机，精心组成上方，用其治疗高血压病而证属肝胃虚寒，浊阴上逆者，常获得满意疗效。

3. 降压3号秘方

【组成】瞿麦、熟附子各9g　淮山药、茯苓各12g　天花粉、车前子各9g　怀牛膝24g　椒目3g　生黄芪15g

【功效】通阳利尿、升清化浊。

【主治】慢性肾炎久治不愈，血压居高不下，症见头晕痛，小便短少，体肿，口干，大便微溏，行动气促，脉象沉迟或沉细，舌淡苔白。

【用法】水煎服，每日1剂。连服3~6个月。

【加减】小便不利者可加路路通、泽泻。

【方解】本方用附子峻补元阳，益火消阴。用椒目、车前子、瞿麦利水消肿，用山药、茯苓健脾利湿，用黄芪益元气、健脾胃，用天花粉清热生津，加牛膝引药下行。诸药合用，共奏温阳健脾、利尿除湿之功效。

【点评】本方是魏老治慢性肾炎（水肿）的经验方瞿附通阳汤加黄芪而成，方中增加怀牛膝的药量，以增强导下之力，使头脑积瘀、身中积水下行，加生黄芪以温补脾肾之气，升清化浊。内脏安，三焦调则血压平。高血压病阳衰日久，小剂量扶阳温肾，于事无补，必附子以温阳降压。

（李淑玲　整理）

通补化瘀立论,益肾培元见效

翁维良

翁维良,男,1937年生。1960年毕业于上海医科大学。1960—1962年在北京中医药大学学习中医两年。曾任中国中医科学院西苑医院心血管研究室副主任、主任,中国中医科学院西苑医院副院长,临床药理基地主任,老年医学研究所副所长。著有《老年病》《活血化瘀治疗疑难病》《实用中西医结合肥胖病学》《临床舌诊图谱与疾病治疗》《临床中药学》《翁维良临床经验辑要》等学术著作10多部。在国内外发表学术论文百余篇。多次在美、日、法、韩、新及港、澳、台等讲学。

一、高血压病辨证施治

1.肝阳上亢(或肝热上冲) 头痛头晕,口干口渴,目赤,便秘尿黄,烦躁易怒,舌红苔黄,脉弦数或弦滑有力,属实证热证。

治宜平肝潜阳,清热降火。方用龙胆泻肝汤加味:龙胆草10g,黄芩、野菊花各12~15g,栀子10g,泽泻10~15g,磁石30g,草决明15~30g,生地12~20g,虎杖、汉防己各12~15g,大黄3~10g。方中龙胆草、虎杖、黄芩泻肝热;野菊花、栀子、草决明、磁石清热除烦平肝明目;泽泻、大黄、汉防己使湿热由二便出;本方苦寒药较多,加用生地使苦寒药不致伤阴。

2.阴虚阳亢(肝肾阴虚、肝阳上亢) 头晕头痛,耳鸣眼花,失眠多梦,腰酸腿软,四肢麻木,舌质正常或暗红,苔薄黄或薄白,舌质红,脉沉细。

治宜滋阴平肝潜阳,方用天麻钩藤饮、杞菊地黄丸加减:天麻10~12g,钩藤12~20g(后下),石决明20~30g,黄芩12~15g,菊花10~15g,生地12~20g,怀牛膝、桑寄生、生杜仲、赤芍各12~15g,葛根12~20g，地龙12~15g。方中天麻、菊花、钩藤、石决明平肝熄风；黄芩泻肝火，生地养阴；杜仲、桑寄生补肝肾通经络，牛膝补肾引药下行；赤芍、葛根活血解肌，地龙通络。

3.肝肾阴虚　头晕眼花，目涩而干，耳鸣，腰酸腿软，足跟痛，夜尿多，舌质红，无苔，脉沉细尺弱。

治宜滋补肝肾。方用首乌汤加减：何首乌10~12g，丹皮12~15g，菟丝子15~20g，女贞子12~15g，磁石20~30g，决明子、桑寄生各12~15g，生杜仲10~15g，怀牛膝12~15g。方中首乌、女贞子、菟丝子、杜仲、桑寄生补益肝肾，丹皮、决明子、磁石平肝清热，牛膝引药下行。

4.阴阳两虚　头晕眼花，耳鸣目涩，腰膝酸软，肢冷、心悸气短，腹胀腹泻，或有阳痿早泄、月经失调等症，舌质淡或红，脉结代尺脉弱。

治宜养阴温阳。方用炙甘草汤加减：炙甘草3~10g，党参10~15g，生地、阿胶各10~12g，桂枝6~10g，麦芽10g，珍珠母20~30g，女贞子、枸杞子各10~12g。方中党参、炙甘草补气，女贞子，枸杞子补肾。阿胶、生地、麦冬补心血养心阴，桂枝补心阳，珍珠母宁心。

5.冲任失调　头晕耳鸣，烦躁易怒，手足心热，记忆力减退，心慌失眠，月经失调，舌质红，苔白，脉弦细或弦数。

治宜调补冲任。方用补肾二仙汤加减：仙茅10~12g，仙灵脾10~15g，黄柏10~12g，知母10~15g，当归10~12g，巴戟天10~15g。方中仙茅、仙灵脾、巴戟天温阳补肾，黄柏、知母滋阴清热以泻相火，当归调理冲任。

6.痰湿阻逆　头晕，头重如裹，心烦欲吐，腹泻痞满，少食多眠，舌胖质淡，苔白腻，或厚而无津，脉弦滑。

治宜健脾化湿，清热化痰。方用温胆汤加味：陈皮、半夏各10g，茯苓12~15g，甘草6~10g，枳壳、竹茹各10g，钩藤15~20g，马尾连6~10g。二陈汤燥湿化痰，枳壳与半夏相配化痰降逆，竹茹、陈皮相配和胃理气，钩藤平肝，尾连清热。

二、高脂血症病因病机

高脂血症属于中医"痰湿""浊阻"范畴，与肝、脾、肾三脏有关。脾虚运化功能失常，或膏粱厚味实热内结，痰湿内生体肥多湿。肝阴虚，肝阳上亢，木旺克土，脾胃蕴热，运化失司，热痰内生，或因肝郁不舒，肝气郁结，而使水谷精微不能正常输布，《素问·经脉别论篇》曰"食气入胃……浊气归心，淫精于脉"，饮食入胃化生水谷之精微，厚浊部分归心脉，营养五脏六腑，四肢百骸。精微之正常输布与肝之调达有着密切的关系，肝气调达，脾土健运。肾虚而致脾虚，运化失常，湿浊内生，久之阻塞经脉而引起胸痹心痛。如《金匮要略·胸痹心痛短气病脉证治》有"胸痹，不得卧，心痛彻背者，栝楼薤白半夏汤主之"，指出由痰浊阻碍经络引起之胸痹心痛的治疗。

三、高脂血症辨证施治

根据临床的不同表现，多采用利湿、化痰、清热、疏肝利胆、养阴补肾等法治疗。常用药物有：茯苓、泽泻、半夏、白术、陈皮、茵陈、金钱草、郁金、荷叶、金银花、忍冬藤、黄芩、胡黄连、虎杖、柴胡、大黄、郁金、玉竹、沙参、何首乌、女贞子、枸杞子、黑芝麻、桑葚、仙灵脾、桑寄生等。

1.清热利湿法　用于血脂高而有烦渴，烦热尿少，腹胀水肿，脉滑数，苔腻者。药用：金银花12～15g，连翘10～15g，野菊花、草决明、荷叶、泽泻各12～15g，茯苓10～15g，虎杖12～15g，忍冬藤15～20g。

2.祛痰除湿法　用于血脂高，四肢倦怠，腹胀纳呆，咳嗽有痰，大便溏者，脉滑苔腻。药用：陈皮、半夏、竹茹各10～12g，茯苓10～15g，甘草6～10g，胆南星、杏仁各10～12g，黄芩、莱菔子各12～15g，薏苡仁15～20g。

3.清里通下法　用于血脂高而形体壮实，大便秘结，腹胀，脉有力，苔厚腻者，药用：大黄10～15g，枳壳10～12g，丝瓜络、黄芩各10～15g，芒硝、胡黄连各6～10g，茵陈10～12g。

4.滋阴补肾法　用于血脂高，体倦乏力，腰酸腿软，年迈体弱，脉沉细，舌质红，苔薄者。药用：生地12～15g，沙参10～15g，五味子10～12g，菟丝子10～20g，何首乌10～12g，丹皮、泽泻、黑芝麻各10～15g，桑寄生12～15g。

⟳ 附：秘验方介绍

1.平肝降压方

【组成】天麻15g　钩藤20g　黄芩15g　生地12g　决明子15g　菊花、栀子、川牛膝各12g　泽泻、酸枣仁各15g

【功效】平肝潜阳。

【主治】症见头晕，心烦失眠，易怒，大便偏干，脉弦而有力，舌苔黄，舌质红。

【用法】水煎服，每日1剂。连服3～6个月。

【加减】头晕头重加葛根15～20g，白蒺藜12～15g；食少加山楂、莱菔子各12～20g，尿少加车前子、汉防己、泽泻各12～15g。

【方解】方中天麻、钩藤、菊花、石决明均有平肝熄风之效，用以为君。黄芩清热泻火，使肝经不致偏亢，是为臣药。泽泻利水，牛膝补肾、引药下行，配合酸枣仁安神定志，俱为佐使药。

【点评】高血压病表现为肝热上冲实证时，不用苦寒药（龙胆草、黄芩、栀子等）不能清其火、且不易收到降压效果。

2.益肾降压方

【组成】仙茅10～12g　仙灵脾10～15g　黄柏10～12g　知母10～15g　当归10～12g　巴戟天10～15g　路路通10～15g

【功效】补肾、平肝、潜阳。

【主治】症见头晕耳鸣，烦躁易怒，手足心热，记忆力减退，心慌失眠，月经失调，舌质红，苔白，脉弦细或弦数。

【用法】水煎服，每日1剂。连服3～6个月。

【加减】烦躁易怒加柴胡、苏梗各10～12g。心烦失眠合欢皮15～20g，远志6～10g，夜交藤15～20g。

【方解】方中仙茅、仙灵脾、巴戟天温阳补肾，黄柏、知母滋阴清热以泻相火，当归调理冲任，路路通以利尿使邪有出路。

【点评】以上二方是翁老治高血压病的经验方，用药精良，疗效确切。一般认为，在中医辨证的基础上，配合活血通络药物治疗高血压，可显著提高临床疗效。

（杨丽华　整理）

治疗高血压病应当注意的几项原则

曹玉山

曹玉山，甘肃中医学院心内科主任医师，教授，1963年毕业于兰州医学院，本科，从事中西医结合心内科工作四十余年。擅长运用现代医学诊疗方法结合传统中医理论，辨病辨证治疗高血压、冠心病等各类心脏病，脑血管病及中风后遗症。用古方、立新意、创新路，经验丰富。在省内享有较高的知名度。

老年高血压病主要是指60岁以上老年人的血压≥140/90mmHg，临床上往往以收缩压增高，舒张压水平偏低，脉压增大，血压波动性大，易发生体位性低血压，晨峰高血压现象显著，并发症多等为特点。

一、溯因缘，和五脏

老年高血压病同其他年龄阶段的高血压病在病因方面相似，常与禀赋、情志、饮食、体虚、内伤等相关，但仍应审证求因，明晰因果之间发生的条件或诱因。不少老年高血压病患者之所以在某一阶段血压居高不下或波动，往往与此前呼吸系统病史有关。肺喜润恶燥，而西北地处高寒之域且偏燥，致娇脏易戕而肺易虚。治疗上注意润肺、祛风；酌用麦冬、玄参、紫菀、款冬花、白芷、荆芥、防风、蔓荆子之类。金代刘完素在《素问·玄机原病式·五运主病篇》中说："所谓风气甚，而头目眩运者，由风木旺，必是金衰不能制木，而木复生火，风火皆属阳，多为兼化，阳主乎动，两动相搏，则为之旋转。"提出"金衰不能制木"是导致"头目眩运"的原因，经验与此相应。其尤好蔓荆子，一般用量15g，《本草汇言》谓其"主头面诸风疾之药也"。《药品化义》称其"为肝经胜药"。

老年人脏腑功能呈减退之势，虽历事磨炼较多，但情绪的刺激容易造成脏腑损伤。忧郁恼怒，肝失条达，肝气郁结，郁久化火，肝阴耗伤，阴虚阳亢，风阳升动，上扰头目，发为高血压眩晕，严重者可致中风。《类证治裁·眩晕》言："良由肝胆乃风木之脏，相火内寄，其性主动主升；或由身心过动，或由情志郁勃，或由地气上腾，或由冬藏不密，或由高年肾液已衰，水不涵木，以致目昏耳鸣，震眩不定"。对这类患者，治疗上尤其重视"肝"。既注意"镇肝""疏肝""凉肝"，还注意"养肝"，药多用石决明、珍珠母、磁石、牡丹皮、栀子、夏枯草、柴胡、郁金、白芍、当归等。

如遇晨起血压偏高患者，必追问夜间睡眠状况。《难经·第四十六难》指出："老人血气衰，肌肉不滑，荣卫之道涩，故昼日不能精，夜不得寐也。故知老人不得寐也。"心为神明之主，神安则眠，神不安则失眠。失眠易致阴血损耗，进而耗伤肝阴，阴虚为阳所胜，一则终夜烦扰，二则阳亢而眩。方中多重用酸枣仁、远志、柏子仁、龙骨、牡蛎等。强调，心为五脏六腑之大主，安心神，可以稳五脏。

查病，必问饮食喜好。《素问·五藏生成篇》说："多食咸，则脉凝泣而变色；多食苦，则皮槁而毛拔；多食辛，则筋急而爪枯。"汪昂《本草备要》释："辛走气，气病毋多食辛，气得辛，则散而益虚也。咸走血，血病毋多食咸，血得咸，则凝涩而口渴也。咸能渗泄津液。"认为五味过度终伤五脏，且咸可致瘀。现代医学亦强调限盐在高血压治疗中的基础地位。因此，诊疗时，据其饮食喜好先做生活调理指导，处方立法注意补虚，遣药多加化瘀之属而兼顾"气血"之变。

遵《素问·上古天真论》："（女子）七七，任脉虚，太冲脉衰少，天癸竭"，"（丈夫）八八，天癸竭，精少，肾藏衰，形体皆极，则齿发去"。认为老年高血压治疗应注意"七七""八八"之特点，男性需重视"肾"，女性需关注"冲任"。临床多用续断、桑寄生、杜仲、何首乌、枸杞、女贞子、旱莲草等。同时，考虑到"五七"（女子阳明脉衰）、"五八"（丈夫肾气衰）为人生转折之际，强调本病宜在35～40岁时高度警惕。

二、辨阴阳，佐动静

高血压病因病机虽有多种，阴阳失调至为关键。尽管高血压临床以肝肾阴虚、肝阳上亢证多见，但认为不可一概而论，临证仍需首别阴阳，尤其老年患者，阳虚夹阴虚，阴虚夹阳虚常见，多疾并存普遍。其诊疗时特别注意在高血压相兼疾病中寻找突破。

高血压病合并糖尿病者临床不少见。糖尿病病机主要在于阴津亏损、燥热偏胜。对这一类高血压病患者，临床重视阴虚阳亢。如《临证指南医案·三消·邹按》说："三消一证，虽有上、中、下之分，其实不越阴亏阳亢，津涸热淫而已。"临床多用玉竹、葛根、天花粉、生地黄、玄参、麦冬、枸杞等滋阴，但在阴柔之品中往往酌加淫羊藿，所谓"无阳则阴无以生"。

高血压病合并冠心病者临床亦不鲜见。冠心病以阳微阴弦为关键病机，对这一类高血压病患者，临床重视阳虚阴盛，临床多用淫羊藿、桂枝、附片、肉苁蓉等温（通）阳，尤其对兼有水饮及痰瘀者更为适宜。水饮、痰瘀属于阴类，非阳不运，其根本还在于"阳衰则气不化"（张景岳语）。对年老体弱之人施用补益之品时，往往虑其壅滞、黏腻、阴柔之性，喜以川芎佐入方中。此药辛温，功可活血、行气、祛风、止痛、开郁、燥湿。《本草汇言》谓其"上行头目，下调经水，中开郁结，血中气药……尝为当归所使，非第治血有功，而治气亦神验也……味辛性阳，气善走窜而无阴凝黏滞之态，虽入血分，又能去一切风，调一切气"。如此，则组方动静结合，补而不腻，相得益彰。

老年人本易多痰多瘀，药物运输往往因"痰瘀"而阻；药效发挥，须先调血运，补益之品方易达病所。佐用川芎，可谓独具匠心。

三、审气机，调升降

中医治疗疾病之关键在于"气机"问题，高血压的治疗亦是如此。

脏腑通过气机升降而调理气血运行，对高血压气机之变，尤重脾胃、肝。究于脾胃，缘其升清降浊，通上彻下，为气机升降之枢。"脾宜升则健，胃宜降则和"。脾主升，方有肝之升发，肺之宣发，肾水之上滋；胃主降，方有心火之降，肺之肃降，肾之纳气。于是，斡旋上下，心、肝、肺、肾功能得到正常发挥与协调；脏腑升无太过，降无逆行，水火既济，高下相召，则气血和调。如升发太过，或下行受遏，均可致气血上逆而血压骤升。究于肝，"盖肝为木脏……水火炽盛，亦自有风，此因肝木失和，风自肝起。又加以肺气不降，肾气不摄，冲气、胃气又复上逆。于斯，脏腑之气化皆上升太过"（张锡纯语）。

据年龄、性别应顾及冲任；就气血升降而言，冲为血海，又为十二经脉之海，气血逆乱，必及冲脉，因此"血之与气，并走于上"（《素问·调经论》）需联系冲脉而治。唐容川说"血之归宿，在于血海，冲为血海，其脉丽于阳明，未有冲气不逆上，而血逆上者也，仲景治血以治冲为要"。治疗上多用牛膝、代赭石、半夏、决明子等药主降，并用丹参、桃仁等活血而"开下行之路"（张锡纯语）；葛根主升。

喜用川楝子、延胡索（即金铃子散）相伍，一泄气分之热，一行血分之滞；鉴于厥阴肝木不可过度克伐而需引肝气下达，折其反动之力，川楝子还能顺肝木之性不使之抑郁。在调理气机方面，还善用黄芪，旨在益气、升阳、利水。张锡纯谓其"能补气，兼能升气，善治胸中大气下陷"。一般以30g为起始剂量，主张重用，血压平稳下降而未见其升。

四、析水湿，祛浊邪

诊疗老年高血压病，较重视体内"水湿"之有无，尤其是血压较顽固者。其强调高血压病变脏腑与肾、肝、脾相关；肝、脾、肾功能失调，终致气、血、水生变于脏腑及经脉。《素问·经脉别论》云："饮入于胃，游溢精气，上输于脾，脾气散精，上归于肺，通调水道，下输膀胱，水精四布，五经并行"。如果脾虚不能输精以养肺，水谷之精转为痰饮上干；脾虚下不助肾，肾不主水则水液内停，流溢各处，波及五脏。现代医学在高血压治疗中重视利尿剂的使用，因其可减少循环血容量、心输出量及平均动脉压力，对正常肾功能的老年高血压病患者特别有效（这类人有盐敏感倾向）。衷中参西，方中往往加入玉米须、泽泻、车前子、猪苓等。重视高血压病患者痰瘀问题。关于高血压痰瘀形成的机制，认为主要涉及4个方面：一则脏腑功能失调；二则津血输化障碍；三则久病致痰致瘀；四则痰瘀互致互化。他判定痰瘀时注意结合一些生化指标（如尿酸、血脂、血糖等）作为参考。多用牛膝、当归、丹参、红花、川芎、地龙、鸡血藤、苏梗、水蛭等活血化瘀；陈皮、半夏、贝母、竹茹等化痰。好用竹沥，此药化痰降脂，《本草衍义》赞其行痰"通达上下百骸毛窍诸处，如痰在巅顶可降，痰在胸膈可开，痰在四肢可散，痰在脏府经络可利，痰在皮里膜外可行"。

此外，注意从舌脉分析痰瘀是否化热，临床多以虎杖、连翘配入方剂。虎杖，《本草述》称其"其行血似与天名精类，其疗风似与王不留行类，第前哲多谓其最解暑毒，是则从血所生化之原以除结热，故手厥阴之血脏与足厥阴之风脏，其治如鼓应桴也"。连翘，张锡纯称其"味淡微苦，性凉。具升浮宣散之力，流通气血，治十二经血凝气聚……清热逐风，又为治风热要药……为其性凉而升浮，故又善治头目之疾"。还赞其"善理肝气，既能舒肝气之郁，又能平肝气之盛"。

五、明标本，施通补

老年高血压病就病性而言多为本虚标实，本虚涉及多脏，标实除风、火、痰、瘀外，尤应重视腑气。腑气不通易便秘，病变虽责在大肠，但实际与肝、肾、肺、脾、胃等脏腑功能失调相关。脾肺气虚，传送无力；胃气不降，食浊滞肠；肝气郁结，气机壅滞，"气内滞而物不行"（尤怡语），或气郁化火伤津，肠道失润；肾开窍于二阴而恶燥，又主五液。

肾阴抑或肾阳不足，皆可影响大肠传导而为便秘。对高血压辨证，重视肝肾，但不拘于肝肾；施补益，重五脏和谐。

腑气不通，每致气机升降失调。张锡纯认为"肝火之升，冲气上冲又多因胃气不降而增剧"，木旺生风而酿气升、火升之害终致气血上逆、上实下虚之变，未来可以预测。是故，通腑气为调理气机的关键一招。

对于血压明显波动或某一阶段居高不下并呈一定周期性者，均会仔细询问排便情况。在辨证基础上多用郁李仁、枳实（壳）、厚朴、桃仁、杏仁等；尤喜桃仁、杏仁。桃仁，《本草思辨录》谓其"主攻瘀血而为肝药"，《药品化义》谓其"味苦能泻血热，体润能滋肠燥"。杏仁，《本草纲目》谓其"能散能降，故解肌、散风、降气、润燥、消积"，《本草求真》谓其"辛则散邪，苦则下气，润则通秘，温则宣滞行痰"。

六、别四时，定法度

临床观察到血压随四时节气变化，一般每年冬春较夏季稍高；节气交替时（如立春、雨水、清明、白露、寒露、冬至）血压也易明显波动。此特定之际，气血波动增剧之时，为高血压病患者多事之秋。认为此现象与脏腑及寒热变化相联系，其根本原因在于气血之变。《素问·八正神明论》说"天温日明，则人血淖液而卫气浮，故血易泻，气易行；天寒日阴，则人血凝泣而卫气沉"。临床注意"用热远热，用温远温，用寒远寒，用凉远凉"原则，且在此时鼓励一些高危者静脉滴注丹参、红花、川芎、疏血通等注射液，以防并发心肌梗死、脑卒中、心力衰竭等危重症。除药物外，还建议患者据四时节气而养生。

老年高血压病的控制应强调个体化，其治疗因人、因时、因地而异；积极控制血压，并不是一味降压，否则，不良事件反而会增加；治疗用药以平稳、和缓为要，"以平为期"；要反复宣教，提高患者的认识和依从性。如此，既能提高疗效，又能保持特色。

☯ 附：秘验方介绍

1. 培元降气方

【组成】豨莶草15g　夏枯草12g　杜仲15g　天麻12g　钩藤（后下）10g　葛根10g　牛膝15g　桃仁10g　杏仁8g

【功效】补益肝肾、通腑降气。

【主治】高血压，症见眩晕耳鸣、腰膝酸软、头重足轻、耳鸣健忘、五心、大便秘结，舌红少苔，脉滑。

【用法】水煎服，每日1剂。

【加减】气滞明显者，可加川楝子、延胡索；大便秘结甚者，可加郁李仁、枳实（壳）、厚朴。

【方解】方中杜仲、牛膝为君，《本草纲目》称杜仲为"肝经气分药，润肝燥，补肝虚"，《本草经疏》称牛膝"走而能补，性善下行，故入肝肾"，二药合用补益肝肾以治本；天麻、钩藤平肝祛风，以制肝阳上逆之势，为臣；豨莶草通经活络、清热降压，夏枯草降肝火，二药合用既平肝火、降血压、通经络，又能制约君药温热之性，共为佐药；葛根善升发脾胃清阳之气，可改善本病患者颈项强痛症状，桃仁、杏仁通便润肠，共为使药。

【点评】本方是曹老治疗高血压的自拟经验方，本方在补肝肾以治本的同时，伍用平肝祛风，升阳降火，通经活络之品，标本兼顾，尤在用桃仁、杏仁通腑以调理气一处，堪称独到。

2. 培元化痰祛瘀方

【组成】豨莶草15g　夏枯草15g　杜仲12g　天麻12g　钩藤（后下）15g　葛根10g　牛膝15g　地龙8g　竹茹、竹沥各10g

【功效】补益肝肾、化痰祛瘀。

【主治】高血压，症见眩晕耳鸣、腰膝酸软、头重足轻、耳鸣健忘、五心、舌质紫暗或有瘀斑，脉弦涩。

【用法】水煎服，每日1剂。

【加减】活血化瘀用桃仁、鸡血藤、水蛭；痰浊明显者陈皮、半夏、贝母。

【方解】方中杜仲、牛膝为君，《本草纲目》称杜仲为"肝经气分药，润肝燥，补肝虚"，《本草经疏》称牛膝"走而能补，性善下行，故入肝肾"，二药合用补益肝肾以治本；天麻、钩藤平肝祛风，以制肝阳上逆之势，为臣；豨莶草补肝肾，夏枯草降肝火，二药合用既可补肝肾，又能制约君药温热之性；葛根善升发脾胃清阳之气，可改善本病患者颈项强痛症状，地龙、竹茹、竹沥合用化痰祛瘀，共为佐使药。

【点评】方中竹沥可化痰降脂，《本草衍义》赞其行痰"通达上下百骸毛窍诸处"，如痰在巅顶可降，痰在胸膈可开，痰在四肢可散，痰在脏腑经络可利，痰在皮里膜外可行。

3. 培元利水方

【组成】豨莶草15g 夏枯草10g 杜仲15g 天麻 、钩藤（后下）各15g 葛根10g 牛膝15g 玉米须20g 泽泻15g

【功效】补益肝肾、利水化湿。

【主治】高血压，症见眩晕耳鸣、腰膝酸软、头重足轻、耳鸣健忘、五心、头身困重、双下肢肿胀、舌淡苔白，脉弦滑。

【用法】水煎服，每日1剂。

【加减】一般临证加减。

【方解】方中杜仲、牛膝为君，《本草纲目》称杜仲为"肝经气分药，润肝燥，补肝虚"，《本草经疏》称牛膝"走而能补，性善下行，故入肝肾"，二药合用补益肝肾以治本；天麻、钩藤平肝祛风，以制肝阳上逆之势，为臣；豨莶草补肝肾，夏枯草降肝火，二药合用既可补肝肾又能制约君药温热之性，共为佐药；葛根善升发脾胃清阳之气，可改善本病患者颈项强痛症状，玉米须、泽泻化湿利水，共为使药。

【点评】西医在原发性高血压病治疗中重视利尿剂的使用，中医临床往往加用玉米须、泽泻、车前子、猪苓等具有清热、利尿、通淋等作用的药物，可起到与西药利尿剂类似的作用。

（杨　光　整理）

临证平调，经方降压

汪履秋

汪履秋（1919—1999）教授，全国著名中医学家、中医内科学专家、研究生导师、江苏省中医院内科主任医师。1956年毕业于江苏省中医进修学校，历任江苏省中医学会急症研究会主任委员、江苏省中医学会风湿病专业委员会顾问、江苏省卫生厅科学技术委员会委员等职。首批全国老中医药专家学术经验继承工作指导老师。擅长风湿病、时病等内科病证的治疗。享受政府特殊津贴。

经过反复研究和实践，根据高血压病的主要规律，以平肝熄风、苦泄泻火、化痰消瘀、下气降逆和补益肝肾为五大治则，并在临证时有机地进行串联贯通，多可控制血压和减轻症状。

一、平肝熄风

头为"诸阳之会""清阳之府"，"巅顶之上，唯风可到"。从症求因，盖高血压病的头痛眩晕之候，并非外来之风，而是厥阴肝木不静，肝风上冒，清空被扰，窍络不利，故出现头昏脑涨，著于两侧太阳及巅顶部位，甚则痛如抽掣，双目模糊涩胀。若素体阳盛，或长期忧思恼怒，肝失条达，可致气郁化风生火，风阳升动，临床上除血压明显升高外，又可伴见面色潮红、烦躁少寐、口苦耳鸣等症。其治疗应以平肝熄风为主法，天麻钩藤饮是首选方剂，若兼阳热亢盛，非羚羊角莫属，意取凉肝镇惊之功，除天麻具熄风镇痉，为治眩晕头痛之要药外，钩藤、僵蚕、全蝎、蜈蚣等均能平肝熄风、清热镇惊，临床应随证选用。

ひ 二、苦泄泻火

高血压病的发生、发展及其演变转化，虽与肝风内动密切相联，但《医学从众录》指出："盖风者，非外来之风，指厥阴风木而言，与少阳相火同居，厥阴气逆，则是风升火动，故河间以风火立论也。风生必挟木势而克土，土病则聚液而成痰，故仲景以痰饮立论，丹溪以痰火立论也。"可见风火相煽，或痰火内盛，上蒙头目，扰及心神，皆可出现头额胀痛，面红目赤，阵感烘热，貌似醉状，心烦易怒，失眠多梦，口苦苔黄，脉弦而数等。届时如用一般平肝熄风法，尚嫌药力不及，必须参入苦泄肝胆实火之品，方能直折里热，龙胆草、黑山栀子、黄芩、丹皮、夏枯草、菊花均为清泻肝热的佳药。

ひ 三、化痰消瘀

肝为刚脏，性喜条达而最恶抑郁，长期心胸不悦，气机失调，或进而化火，可致津液不布，火聚成痰，再则嗜酒醇厚，饥饱劳倦，内伤脾胃，健运失司，水谷精微不归正化，亦能聚湿生痰，清阳不升，浊阴不降，是高血压病变中一个不可忽视的重要病理。故治疗时把握化痰环节至关重要湿痰上蒙，逆而不降，头重牵眩，泛恶欲吐时，应予燥湿化痰，熄风和胃，用半夏天麻白术汤、泽泻汤之类。呕吐频繁加旋覆花、代赭石、竹茹、生姜降逆和中；伴耳鸣重听，用葱白、郁金、石菖蒲、苏梗通阳利窍；若痰阻气机，郁而化火，症兼心烦口苦，苔黄腻，脉弦滑，应伍入苦泄清热之品。气郁易化火，阳亢则风动，风阳升动关联气血。"治风先治血，血行风自灭"，故高血压病一的全程必须始终重视治血法，血虚者养血，重用黄芪、当归、白芍、生熟地、桑葚，血瘀者活血，宜选桃仁、红花、川芎、赤芍、丹参、郁金之类，必要时配上全蝎、蜈蚣、地龙、地鳖虫等虫类搜逐药，既活血又祛风，效果更加理想。

四、下气降逆

《素问·方盛衰论篇》说："气上不下，头痛巅疾。"《景岳全书·头痛》又说："有里邪者，此三阳之火，炽于内也，治宜清降，最忌升散。"高血压病的风阳痰火痕诸邪，均源于气机失调，反过来又促使气难畅达，所以调气，降气势在必行，它一面可将里邪消散，一面又能镇逆潜阳，从而达到降低血压的功效，金石重镇药即属此列，龙骨、牡蛎、石决明、代赭石、珍珠母、灵磁石每多选用，此外，旋覆花、枳壳、厚朴、降香、川楝子等治理气机药，若能参进他法，一旦气机得畅，则可望风平火灭、痰去血和，而诸证悉除。

五、补益肝肾

肝肾本为同源，风阳痰火久恋不解，或因禀赋不足，髓海空虚，均可导致肝肾精血亏耗，肾水不足，水不涵木，肝失濡养，上实下虚，症见头中空痛，每兼眩晕，腰酸胫软，耳鸣不聪，神疲寐差等，其时治当兼顾，视其主次处理。《临证指南医案·头痛》邹时乘按"……如阴虚阳越而头痛者，用仲景复脉汤、丹麦大枣汤法，加胶芍牡蛎镇摄益虚，和阴熄风为主，如厥阴风木上触，兼内风而为头痛者，用首乌、柏仁、稽豆衣、甘菊、生芍、枸杞辈熄风滋阴为主。"临证可做遣药借鉴。

附：秘验方介绍

1. 潜阳降逆汤

【组成】钩藤12g　白蒺藜10g　石决明15g　夏枯草15g　黄芩10g　小蓟15g　旋覆花6g　代赭石30g　桃仁10g　红花10g　槐花15g　豨莶草15g

【功效】平肝潜阳、重镇降逆。

【主治】适用于面色潮红、烦躁少寐、失眠多梦、口苦苔黄、脉弦而数之高血压患者。

【用法】水煎服，每日1剂。

【加减】若心火独亢，再配黄连、竹叶、莲子芯以清心泻火，伴见大便秘结，腑气不行，可增当归、芦荟、大黄、青黛等泄肝通腑，冀其火灭风自平也。

【方解】方中重用代赭石、配合旋覆花加强镇逆降气之功。用黄芩的苦寒，夏枯草清热散郁，二者合用，共奏苦泄泻火之能。石决明功能平肝熄风，钩藤功在清热平肝，白蒺藜也有平肝降压之功。桃仁、红花活血化瘀可使血行通畅，防止血脉瘀阻。槐花性味苦寒，功能清热平肝、凉血，能增强毛细血管抵抗力、改善毛细血管壁脆性。豨莶草、小蓟凉血、通络。

【点评】本方熔平肝熄风、苦泄泻火、降气镇逆、化瘀和络四法于一炉，临床用于治疗阳亢体实的高血压病人，确实能使肝火得降，气血得平，血压很快下降。

2. 燥湿化痰熄风汤

【组成】半夏10g 陈皮5g 天麻10g 苍术10g 泽泻15g 胆星5g 地龙10g 牛膝10g 豨莶草15g 石菖蒲5g 生山楂15g

【功效】燥湿化痰、熄风和胃。

【主治】适用于头昏而重，倦怠懒动，晨起干恶，舌苔白腻，脉小滑之高血压患者。

【用法】水煎服，每日1剂。

【加减】肝肾不足者，可加生地、熟地、山茱萸肉、当归、杜仲等养肝滋肾之品亦可参选其中。

【方解】方中半夏、胆星燥湿化痰，降逆止呕，天麻、牛膝平肝熄风而止头眩为君；苍术运脾燥湿，泽泻、健脾、渗湿为臣；橘红理气化痰，生姜、山楂调和脾胃为佐；甘草协合诸药为使。

【点评】本方是半夏白术天麻汤的加减方，用于风痰上扰所致的高血压。本方具有燥湿化痰、平肝熄风、健脾祛湿的功效，能使风熄痰消、脾健湿祛，则血压自降。

3. 泻火潜阳汤

【组成】龙胆草5g　夏枯草10g　焦栀子10g　制大黄10g　天麻5g　钩藤12g　半夏10g　牛膝10g　石决明15g

【功效】泻火潜阳。

【主治】适用于头目胀痛、心烦善怒、口中干苦、面部潮红、目赤溲黄，常有耳胀耳鸣、大便偏干、舌苔黄腻、脉弦滑数。

【用法】水煎服，每日1剂。

【加减】眼目干者可加枸杞、菊花。

【方解】方用龙胆草、夏枯草大苦大寒，上泻肝胆实火，下清下焦湿热，为本方泻火除湿两擅其功的主要药物。栀子具有苦寒泻火之功，大黄清热祛湿热。天麻、钩藤、石决明均有平肝熄风之效，牛膝引血下行。

【点评】本方是以泻肝胆之实火，平上逆之肝阳为宗旨组成的祛邪之方，可使火降热清，肝阳下潜，循经所发诸证如血压升高等可随之而愈。

（马　春　整理）

辨证详于风火痰，调阴阳以降血压

周仲瑛

周仲瑛，男，1928年生。曾任南京中医学院院长（曾兼中医系主任）、教授、主任医师、博士生导师。并任国家教委、科技委、医药卫生学科组一、二届组员，中华全国中医学会第二届常务理事，卫生部药品审评委员会一、二、三、四届委员。长期从事中医内科医疗、教学、科研工作。提出辨证和辨病相结合不仅是提高疗效的关键，还是中医科研必须重视的思路和方法。

中医学虽无高血压病的名称，但对本病已早有认识，根据其临床症状，主要隶属于肝经病症项下，与眩晕、头痛、厥证、肝阳、肝火、肝风等关系密切。并与心悸、中风有一定联系，是探讨其病理机制及辨证施治规律的依据。

一、肝风有上冒和旁走之分、虚实之辨

肝风是由于肝阳亢盛所致，在病理反映上有两类情况：一是肝风上冒巅顶，表现为头部掣痛、眩晕，如做舟车，耳鸣目花，甚则一过性厥仆，治当熄风潜阳，用天麻、钩藤、白蒺藜、菊花、罗布麻、石决明、龙齿、牡蛎、珍珠母、羚羊角之类。另一是肝风旁走入络，表现为肢体麻木、抽搐、肌肉瞤动、项强、语謇甚则瘫痪不遂，治当祛风和络，用豨莶草、地龙、蝎尾、僵蚕、臭梧桐等。

至于风阳亢盛，由于水不涵木。血不养肝而致者，虽有眩晕。肢麻等虚风内动之候，但必具肝肾阴虚之征，如头晕目涩；视物模糊、虚烦、颧红、腰膝酸软、舌质红、脉细弦等。在治疗上应以滋水涵木为主，以达到内风平息的目的，与阳亢风动、单纯用熄风潜阳法的实证有所不同。具体言之，水不涵木者，当滋肾养肝，育阴潜阳，用生地、玄

参、阿胶、女贞子、桑葚、牡蛎、龟板、炙鳖甲等品。若若阴血不足、血不养肝者，又当养血柔肝熄风和络，用当归、地黄、白芍、枸杞子、何首乌、黑芝麻等品。以上两类药物虽多交叉合用，但组方时应把握主次比例，同时佐以熄风或祛风之品。

二、痰证当辨痰火、风痰、痰浊之异

痰盛者，一般多兼火象，上犯头目则头晕痛、目眩，内犯心神则神情异常、心烦易惊、呆钝、独语、喜哭无常，治当清火化痰，用黄连温胆汤、滚痰丸、雪羹汤和胆南星、天竺黄、竹沥、海藻、马兜铃、风化硝之类；若痰与风合，可表现风动痰升而见眩晕，又因风痰入络而致肢体麻木、重着不遂、舌强语謇，治应祛风化痰，取半夏天麻白术汤意配僵蚕、胆南星、白附子之类，或另吞指迷茯苓丸。若表现为痰浊之候，而无明显火象者，其症形体多肥，面色黄滞，头晕重，胸闷气短，痰多黏白，咳吐不利，嗜睡，泛恶，口黏多涎，舌强不和，苔白腻，脉沉滑。治当燥湿化痰、泄浊开痹，可用二陈汤、瓜蒌薤白半夏汤等。气逆加旋覆花、苏子；嗜卧加胆南星、石菖蒲、远志、郁金。这类征候，有的可进一步化火，但在本质上，每与脾气虚弱有关，若久延脾虚之症趋向明显者，当转予甘温补脾以治本。

三、火盛者有清肝泻火与兼泄心肾之别

火盛主要由于肝旺，故治当苦寒泄降，清肝泻火。病势轻者清之即平，如丹皮、山栀子、黄芩、夏枯草、槐花、车前子、泽泻之类；重者非泄不降，可用龙胆草、大黄、决明子等品。火起于郁者，还当注意佐以疏泄，酌配柴胡、白蒺藜、川楝子。另一方面，还当注意肝与心、肾的病理关系，若心烦易怒，寐差多梦，母令子实者，当本着"实则泻其子"的治法，配合泻心的黄连、木通、莲子心。同时因相火生于肾而寄于肝，如下焦相火偏亢，而致肝火上炎者，又当兼泻相火，配合知母、

黄柏之类。

四、注意辨别泻火与滋阴的应用

肝阳偏亢者，苦寒直折虽为正治，但肝火燔灼日久，终必耗伤肝肾之阴，肝火仅是暂时性的标实，阴虚才是根本性的原因，故苦寒泻火之法，可暂而不可久，宜与甘寒滋阴药配合，而不宜单用。若久用、单用苦寒药而不加佐治，则苦从燥化，反至伤阴；若病程已久，标实症状虽然比较突出，但泻之不应者，可能为虚中夹实，因标实掩盖了本虚的一面。如表现明显阴伤之证，当以滋养肝肾为主，从"虚则补母"考虑，益其肾阴，用知柏地黄丸、大补阴丸之类，菊地黄丸、复方首乌丸亦可酌情选用。心阴虚者合补心丹，药如天冬、麦冬、玉竹黄精、柏子仁、枣仁等。即使在实火明显的情况下，经用苦寒泻火药得效后，亦当滋养肝肾心阴，以谋巩固，否则仅能取效一时，而易于反复。张景岳《非风论》说："火盛者宜专治其火，火微者，宜兼补其阴，凡治火之法，但使火去六七即当调其本。"提示了治火当注意阴虚的一面。

五、辨阴阳失调导致气血紊乱之治

唐容川说："人之一身，不外阴阳，而'阴阳'二字即是水火，'水火'二字即是气血"。故脏腑阴阳失调，必然导致气血失调。因气为血帅，"气有一息之不运，则血有一息之不行"，血行紊乱，又碍气机之升降，故调气与和血两相配伍，气调则血和，血和气宜顺。由于高血压病人多为阴虚阳亢之体，故调气应避免香燥辛散，和血多用凉润和平，忌破血，肝主疏泄，又主藏血，与气血关系最密，且为本病的主病之脏，故调气以平降、疏理肝气为要，和血宜多选入肝之品。由于气血失调是多种因素所导致的病理变化，且每与风阳痰火相因为患，故调气和血常与熄风、潜阳、清火、化痰诸法配合使用，但须按其主次选方用药，病缘正虚者，又当与养血、益气等补益法配合。

临床观察凡在病程某个阶段，风阳痰火不著，正气亦未大伤，表现气血失调之候者，采用调气和血为主的治法，疗效堪称满意。如肝气郁结，胸胁苦闷痹痛，气不得展，或周身窜痛者，须理气解郁，仿丹栀逍遥意，用柴胡、青木香、白蒺藜、郁金、绿萼梅配合丹皮、山栀子、黄芩等升散肝经郁结的气火。此法施之于有精神紧张症状者合拍。气血上逆，头重腿软，面赤，颞部筋脉跃起者，当顺降气血，诱导下行，用怀牛膝、大小蓟、磁石、赭石等药。血瘀络痹，四肢麻木者，当活血和络，用鸡血藤、天仙藤、当归须、赤芍、红花、桑寄生之类。若心血瘀阻，胸膺闷痛，唇暗舌紫者当化瘀通脉，用桃仁、红花、丹参、川芎、姜黄、乳香、失笑散、山楂等品，佐以青木香行气，如检查有高血压心脏病或冠脉硬化者可采用之。

☺ 附：秘验方介绍

1. 自拟降压1号

【组成】钩藤15g　珍珠母30g（先煎）　炒黄芩、夏枯草、罗布麻叶、桑寄生、生地各12g

【功效】熄风潜阳。

【主治】症见头晕目眩，昏胀疼痛，或巅顶掣犁痛，面赤火升，头筋跃起，脑响耳鸣，烦躁不寐，肢麻肉瞤，口干口苦，舌红苔黄，脉弦滑数。

【用法】水煎服，每日1剂。连服3～6个月。

【加减】肢麻不利加臭梧桐、地龙，面红目赤，便秘加龙胆草、决明子或大黄，心烦不寐，鼻衄血加黄连、栀子，头晕痛剧加蝉蜕；头昏重、咳黏痰，胸闷，舌苔厚腻，酌加竹沥半夏、陈胆星、栝楼等。

【方解】罗布麻、钩藤、珍珠母平肝潜阳熄风；黄芩善走血分，可清肝热；夏枯草清热平肝熄风；桑寄生、生地活血通经、补益肝肾；诸药相合，共奏熄风潜阳、清火化痰之功。

【点评】熄风潜阳法是治疗肝阳上亢而引动内风的常用方法，现代临床研究表明，熄风潜阳法能够有效降低高血压大鼠血压。从临床来看，此法佐以酸甘柔肝之品，既切中高血压急症的病机特点，又顺应肝脏的生理特性，对血压的控制及临床症状的改善效果明显，可作为高血压急症治疗的有益补充。

2. 自拟降压2号

【组成】牡蛎30g　丹参、钩藤、制首乌、桑寄生各12g　怀牛膝、白蒺藜、夏枯草、丹皮各10g

【功效】重镇潜阳、滋补肝肾。

【主治】症见头晕、头胀，面色黯红，时有烘热，肢麻，舌质偏黯，或紫或瘀斑、苔薄、脉或细、涩、结代。

【用法】水煎服，每日1剂。连服3～6个月。

【加减】头痛加川芎，颈项强急加葛根；胸痛、胸闷加栝楼、郁金、姜黄，肢麻不利加鸡血藤、红花，胸胁闷胀或窜痛加柴胡、青木香，妇女月经不调加茺蔚子。

【方解】牡蛎用以重镇潜阳，钩藤、夏枯草、白蒺藜辅以平肝熄风。丹皮清泄肝热，制首乌、桑寄生、怀牛膝补肝益肾以固其本，丹参调气和血，全方共奏重镇潜阳、滋补肝肾之效。

【点评】本方主治肝肾阴虚型高血压。其发病在本虚的基础上发生肝阳偏亢，水不涵木，而致气机紊乱，上冲清窍而发病。故本方重镇潜阳以治其标，补益肝肾其培其本。

3. 自拟降压3号

【组成】生地15g　当归、怀牛膝、枸杞子、仙灵脾各10g　杜仲、钩藤各12g　灵磁石30g　黄柏5g

【功效】补养肝肾、熄风潜阳。

【主治】症见头昏晕痛，目涩视糊，耳鸣，烦劳则面赤升火，神疲，腰酸腿软，肢麻，足冷，夜尿多，口干苔少，舌红或偏淡，脉细或数或沉。

【用法】水煎服，每日1剂。连服3～6个月。

【加减】头眩，面颧潮红去仙灵脾，加牡蛎、龟板、鳖甲；烦热去仙灵脾加知母；肢麻加豨莶草、炙地龙；失眠加枣仁、阿胶，心悸气短加紫石英、五味子；神疲倦怠，大便不实去黄柏，加党参、淮山药；怯寒、足肿去黄柏加附子、白术，金雀根易黄芪。

【方解】方中大生地、当归、怀牛膝、枸杞子补肝肾之阴，仙脾、杜仲于阳中求阴，以滋补肝肾之阴不足，钩藤、灵磁石熄风潜阳以治其标，辅以黄柏降逆清下焦之离经之火。全方共奏补养肝肾，兼以熄风潜阳之效。

【点评】《黄帝内经》治疗本病言及肾虚及髓海不足，而在《医学从众录·眩晕》也提到："究之肾为肝母，肾主藏精；精虚则脑海空虚而头重，故其言虚者，言其病根；其言实者，言其病象；理本一贯。"本方尊其意，以补养肝肾为主要治法，疗效确切。

（闫小鹏　整理）

平潜解郁，重在调肝

何任

何任，浙江杭州人，浙江中医药大学终身教授、主任中医师、浙江中医药大学中医内科博士生导师。为首批全国中医药专家学术经验继承工作指导老师，2009年当选为首届国医大师，国务院政府特殊津贴获得者。数十年来，撰写著作十余部及学术论文二百多篇，主编的《〈金匮要略〉校注》成为现代校注《金匮要略》的最权威版本，是迄今为止国内该学科最高奖项；编著出版的《〈金匮要略〉新解》，被译成日文在日本发行，被日本汉方医学界誉为"中国研究《金匮要略》的第一人"。长期从事中医临床工作，临床以内科、妇科为主，专于温热时病；晚年于疑难杂症潜心钻研。遇重症大症，常以经方取效；遇杂病、疑难症，则经方、金元医家方选而用之，治效更显。

历来医家叙述眩晕之病因，虽说法各异，但总是以《素问》《灵枢》所说为立论之基本。其中突出论眩晕病因的，以刘河间之由于"风火"说；朱丹溪之由于"痰"说；张景岳之由于"虚"说，影响较深广。张景岳综合前人所论眩晕，说："眩晕一证，虚者居其八九，而兼火兼痰者不过十中一二耳。"证之临床，此说可信。目前中医资料中关于眩晕一证的分类，大体上以肝阳上扰、气血亏虚、肾精不足、痰浊中阻4种为主。高血压病的中医发病机制，凡出现振颤、眩晕、手足麻等症，当认为是"诸风掉眩，皆属于肝"；而症见厥逆、头痛、眩仆者，当属"血苑于上，使人薄厥"；至于猝然昏倒，不省人事者，则是"大厥"。余临诊时在习惯上多先分清标本虚实。本虚者，以肝肾不足、心脾亏损为主标实者，以肝风、火、痰、湿浊为主。病位在肝、脾、肾，而三者又以肝为主。

☯ 一、肝火内动，肝阳上扰

因肝火内动，肝阳上扰眩晕者：每因烦劳、恼怒而眩晕，常见口苦，苔黄、脉弦。常以平肝潜阳、解肝郁、清肝火诸品。常选用逍遥散、天麻钩藤饮、龙胆泻肝汤等。本虚肝肾不足甚者，亦可酌情选用杞菊地黄丸之属。

☯ 二、湿痰壅遏

湿痰壅遏致眩晕者：则常见头脑晕兼闭塞，气促泛漾，苔白腻，脉濡。治以祛痰湿为主，以二陈汤为主方，随证加减，或选用泽泻汤、温胆汤、半夏白术天麻汤之类，若气虚挟饮者，则往往为"清阳不升，浊阴不降"，上重下轻所致。常以六君子汤为主加减治之。

☯ 三、体虚眩晕

体虚眩晕甚者：兼有气促，脉微，自汗不已，以重用人参或党参并六君子汤为宜肾水不足、虚火上炎者常有手足心热，舌质红，脉弦细，常选用六味地黄汤。命门火衰、真阳上泛者，往往四肢不温，舌质淡，脉沉细，常选用右归丸之类。

据临床所见，往往虚实互见，或本虚标实，或数种成因见证交织并见。更有眩晕不甚，而头目不利者多为气血亏虚而肝阳上扰之轻症，可以川芎散、防风散类见效。合而观之，高血压病是由于肝肾阴阳失调，肝肾阴虚和肝阳上亢化生出多种病变，出现多种见症，故临床中所见高血压患者多以肝阳上亢症为主。针对这一特点，临床运用天麻钩藤饮、龙胆泻肝汤随症进行加减取得显著疗效。

附：秘验方介绍

1.疏肝潜阳汤

【组成】天麻20g　钩藤20g　石决明15g　山栀15g　黄芩15g　益母草10g　牛膝10g　杜仲15g　桑寄生15g　郁金10g　夜交藤10g　茯神10g

【功效】疏解肝郁、平潜亢阳。

【主治】高血压病眩晕，症见郁闷烦恼，头眩目花，夜寐转辗难安，脉弦，苔黄。

【用法】水煎，5剂，每日1剂。连服3~6个月。

【加减】一般不作加减，坚持服用全方。必要时可根据辨证酌情加药。如肾气虚者加菟丝子水、山茱萸肉；肾阴虚者加女贞子、胡桃肉；肾阳虚者加巴戟天、补骨脂。

【方解】本方是肝阳上亢，风阳上扰，以致头部疼痛、眩晕的常用方。方中天麻、钩藤、石决明均有平肝熄风之效，用以为君；山栀、黄芩清热泻火，使肝经不致偏亢，是为臣药。益母草活血利水，牛膝引血下行，配合杜仲、桑寄生能补益肝肾；郁金行气活血、疏肝利胆，与山栀、黄芩相配共奏清肝火之效；夜交藤、茯神安神定志，俱为佐使药。

【点评】此方由天麻钩藤饮加郁金而成。天麻钩藤饮出自《杂病证治新义》，该书称此方为"用于肝厥头痛、晕眩、失眠之良剂"，加郁金者，在于加强本方调理气血行之功效。若以现代之高血压头痛而论，本方所用黄芩、杜仲、益母草、桑寄生等，均经研究有降低血压之作用，故有镇静精神、降压缓痛之功。

2.清肝解郁降压汤

【组成】龙胆草9g　生地12g　姜半夏9g　生栀子9g　知母6g　柴

胡4.5g　竹茹12g　当归9g　黄芩6g　车前子9g　泽泻6g　保和丸15g（包煎）

【功效】 解肝郁、清肝火。

【主治】 肝郁化火、肝胆湿热型高血压病。临床上症见头部胀痛，眩晕耳鸣，面红目赤，急躁易怒，舌红，舌苔薄黄，脉弦数夹有湿热。

【用法】 5剂水煎连服两周，每日1剂。

【加减】 一般不作加减，坚持服用全方。必要时可根据辨证酌情加药。如肾气虚者加菟丝子、山茱萸肉；肾阴虚者加女贞子、胡桃肉；肾阳虚者加巴戟天、补骨脂。

【方解】 方中龙胆草上能清肝胆实火，下能泻肝胆温热，两擅其长为君药。黄芩苦寒，泻火燥湿。栀子苦寒，清热泻火，除烦利胆。故用黄芩、栀子为臣。泽泻、车前子、木通三药合用能通利血脉，利关节，渗湿泄热，泻相火，去肝中风热，使阳亢气血上壅的诸症得消；生地滋养肝肾阴，当归补血以养肝，均用以为佐。

【点评】 本方是龙胆泻肝汤的加减方，现代药理学研究发现，龙胆泻肝汤调节血压的机制涉及神经中枢、神经节、周围神经、心脏和外周血管等不同环节，是治疗高血压肝郁化火证的有效方剂。

（贾晓敏　整理）

滋肝助阴以抑阳，温肝助阳以抑阴

万友生

万友生，男，是江西省全国著名的中医学术专家。享受国务院特殊津贴。生前曾任江西省卫生厅中医科负责人、江西省中医药研究所所长、江西中医学院教授、中华中医学会第一、第二届常务理事等职，倾毕生精力提出寒温统一的外感热病理论体系，在全国中医学术界独树一帜。主要著作有《伤寒知要》《寒温统一论》和《热病学》三书。在国内外期刊杂志上发表学术论文、医案、医话一百三十余篇。他领衔的国家科委"七五"攻关中医急症科研课题——应用寒温统一热病理论治疗急症（高热、厥脱的临床研究）获1991年国家中医药管理局科技进步三等奖和江西省科技进步二等奖。其中，《寒温统一论》一书还获得中国中医药文化博览会"神农杯"优秀奖。

高血压病患者早期多无症状，偶尔体检时发现血压增高，但也有相当部分患者在精神紧张、情绪激动或劳累后感头晕、头痛、眼花、耳鸣、失眠、乏力、注意力不集中等症状，在疾病的起始阶段最能体现其基本病机。

一、高血压的基本病机

根据上述症状，可以认为高血压的基本病机可分为虚、实两方面。

1.实与肝有关 肝失疏泄是其基本病机肝的疏泄功能正常，则气机调畅，气血和调，心情亦开朗。若肝失疏泄，气机郁滞不畅，在情志上则表现为郁郁寡欢，情志压抑，或易于激动发怒。而情志活动的异常也导致气机失调，影响肝的疏泄功能，如激动发怒等易致肝气上逆，肝的升泄太过，气随血逆，血壅于上，出现头晕、头痛、眼花、耳鸣、失眠、乏力、注意力不集中等实证症状。

2.虚与脾肾相关　脾气亏虚、肾阴不足是其基本病机。脾失健运，气血生化无源，加之劳神或劳力之后耗血伤气，故感头晕、头痛、眼花、耳鸣、失眠、乏力、注意力不集中等虚证症状。肾阴不足，由于肝肾同源，极易导致肝阴不足，肝脏体阴用阳，肝阴不足，阴不制阳，则出现肝失疏泄的病证。中医临床观察，多见肝阳上亢之症，大都宜用滋水平木的清降方剂，极少见有用助阳抑阴的温降方剂者。而且在治疗高血压病经验教训时总结出，虽然现代药理研究证明青木香能降血压，但因其性寒冷（《中药大辞典》指出"虚寒患者慎服"），只适宜于高血压阳证，而不适宜于高血压阴证。

◖二、以头晕巅顶痛为主症的高血压病

针对临床中以头晕巅顶痛为主症的高血压病，其症有阴阳之辨，中医临床只有严格遵从中医理论以辨证立法选方择药，才能提高疗效。如果离开了中医理论，硬套西医病名而不辨证型，生搬药用成分而不辨药性，"中为西用"而"对号入座"，则不但难以提高疗效，而且有时难免产生不良后果。

头晕巅顶痛而拒按，喜冷恶热，脉弦数等，属阳证，一般称之为"厥阳头痛"；头晕巅顶痛而喜按，喜热恶冷，脉弦迟者，属阴证，一般称之为"厥阴头痛"。三阴经脉唯厥阴有一支与督脉会于巅顶，故厥阴病无论阳盛阴虚而阳风上逆或阴盛阳虚而阴风上逆，都可发生头晕巅顶痛症。但阳风上逆的，必阳亢而热，治宜滋肝助阴抑阳以清降之；阴风上逆的，必阳虚而寒，治宜温肝助阳抑阴以温降之。本证多见于西医所称之高血压病，并以肝风阳证治宜清降者居多数，但肝风阴证治宜温降者也非罕见。至其所兼见的面色晦暗水肿、两目迎风流泪、口淡出水、饮食减少而喜热恶冷、受寒则胸胃隐痛、嗳气吐酸、二便不利等症，则是由于厥阴阴盛阳虚，木邪侮土，土虚不能制水，浊阴或随阴风冲逆而上泛，或随木郁气滞而内结所致。所以肝风阴证的高血压病多采用温肝降逆的方法，即获得预期的效果。

附：秘验方介绍

1. 温肝降压汤

【组成】吴茱萸15g　生姜15g　大枣15g　党参15g　黑锡丹3g

【功效】温阳暖肝、降逆熄风。

【主治】因肝经阳虚阴盛而阴风内动所致的肝风阴证高血压病。症见眩晕、面青、头顶痛而喜按、喜热怕冷、或惊癫抽搐、口吐涎沫、舌暗淡白润、脉弦而迟等症。

【用法】水煎服，每日1剂，连服3~6个月。

【加减】一般服用5剂后，随证进行加减。

【方解】方中吴茱萸味辛苦而性热，归肝、脾、胃、肾经。既能温胃暖肝以祛寒，又善和胃降逆以止呕，一药而两擅其功，是为君药。重用生姜温胃散寒，降逆止呕，用为臣药。吴茱萸与生姜相配，温降之力甚强。人参甘温，益气健脾，为佐药。大枣甘平，合人参以益脾气，合生姜以调脾胃，并能调和诸药，是佐使之药。四药配伍，温中与降逆并施，寓补益于温降之中，共奏温中补虚、降逆止呕之功。

【点评】此方为吴茱萸汤和黑锡丹组合而成，以大剂吴茱萸汤为主方温肝降逆，同时配合黑锡丹升降肝的阴阳，临证也可加用旋覆花和代赭石以化浊平冲。

【验案】患者，男，51岁。

初诊，患高血压病久治少效。现血压高达31.2/18.2kPa，头晕甚而巅顶重痛喜按，头皮麻木，不知痛痒，两目迎风流泪，怯寒特甚，每当天寒风大即不敢外出，如受寒即胸胃隐痛，口淡出水，饮食喜热恶冷，时或嗳气吐酸，大便时结时溏（溏时较多）而粪色淡黄，小便不利而尿色清白，面色晦暗水肿，声音重浊，舌黯淡润滑，脉弦动而迟。此证属肝经阳虚阴盛，阴风内动，浊阴向上冲逆所致。法当温肝降逆以熄风。方用温肝降压汤：吴茱萸15g，生姜15g，大枣15g，党参15g，黑锡丹3g。连服5剂，头晕稍减，血压稍降；再进5剂，头晕续减，巅顶痛除，头皮麻木和怯寒明显减退，精神见好，口味见佳，继续用本方随证加青木香、旋覆花、代赭石等。

凡六诊共进药30剂，血压降至19.5/11.7kPa；更进12剂，血压稳定在18.2/10.4kPa；继续服药1个月，血压一直正常，诸症全除，上班工作。

2. 钩藤散

【组成】钩藤15g　陈皮15g　半夏15g　麦门冬15g　茯苓15g　茯神15g　党参15g　菊花15g　防风15g　生石膏30g　炙甘草3g

【功用】平肝熄风、养阴清热、祛湿化痰。

【主治】用于本病痰热上扰、肝阳上亢型，症见头晕头痛，胸闷呕恶，脉弦滑，苔黄腻，四肢麻木等。

【用法】水煎去渣取汁温服，每日1剂，连服2～3个月。

【方解】本方为治疗高血压兼有痰热之象的肝阳上亢，肝风内动证的常用方。方中钩藤平肝熄风清热；生石膏清胃热；陈皮、茯苓健脾助化湿；半夏燥湿化痰同时又可防止石膏过于寒凉；党参、麦门冬滋阴清热；茯神养心安神、通络；菊花清热解毒；防风为风中之润剂，既可平内风，又可熄外风；炙甘草调和诸药。上药合用，共奏平肝熄风、养阴清热、祛湿化痰之效。

【点评】本方是万老先生的经验方，可视为二陈汤加减方。全方不仅可以燥湿化痰、理气和中以除根本病因，而且清热、平肝、熄风之力较著。加用健脾养阴之品后，更使本方祛邪而不伤正，可谓王道之方。

3. 石决牡蛎汤

【组成】石决明30g（先煎）　生牡蛎30g（先煎）　白芍15g　牛膝15g　钩藤（后下）12g　莲子心10g

【功效】平肝潜阳。

【主治】肝阳上亢之高血压病。

【加减】苔黄、脉数有力者加黄芩；兼阳明实热便秘者加大黄；苔厚腻者去莲须加茯苓、泽泻；头痛甚者加菊花或龙胆草；头晕甚者加天麻；失眠加夜交藤或酸枣仁。

【用法】水煎服，每日1剂。连服3~6个月。

【方解】方中石决明、生牡蛎平肝潜阳，除热；钩藤平肝熄风清热；白芍酸寒，养血柔肝，滋补肝阴；莲子心清心火，平肝火，泻脾火，降肺火；配合牛膝引热下行，使肝热从下而出。

【点评】本方是万老先生的经验方，药仅6味，主要作用是平肝潜阳，妙在用莲子心一味，以防肝阳化火，引发变证。肝阳上亢之高血压病临床最为多见，不妨试用。

（闫小鹏 整理）

高血压病辩证用药经验谈

程志清

程志清，女，现任浙江中医药大学教授、博士生导师，并兼任浙江中医药大学学位委员会委员、全国中西医结合学会活血化瘀专业委员会委员、浙江省中西医结合学会心血管专业委员会副主任委员等。主攻心血管病研究方向，对高血压、冠心病、病毒性心肌炎的临床诊治与康复研究有独到之处，长期从事心血管的临床、教学、科学研究，在中西医结合诊治病毒性心肌炎、冠心病及支架术后、高血压的综合治疗等方面颇有建树。至今已发表相关学术论文近百篇，论著5部。先后主持国家科技部、国家中医药管理局、省自然基金、省科技厅等10项省部级课题，有8项获省、厅科技进步奖。其中，"高血压影响因素与中医证型相关性流行病学调查研究"获得浙江省2005年度科技进步二等奖、浙江省中医药科技创新一等奖，"I+II"疗法对原发性高血压肥胖大鼠减肥降压的作用研究获2006年度浙江省中医药科技创新二等奖。

中老年高血压病机是综合因素作用下，人体阴阳平衡失调，尤其是肝肾阴阳失衡所致。肝肾亏虚为中老年高血压病之根本，阳亢痰瘀为高血压病之标，而瘀血内停贯穿高血压病的全过程。

一、病因病机

（一）肝肾亏虚为病之本，阳亢痰瘀为病之标

当人步入中老年，脏腑生理功能衰退，尤其是肾精不足，肝失柔顺，脾失健运，心失所主可致阴阳失调，气血失和，痰瘀内生，风火相煽，气机升降失常而发为本病。肝肾亏虚，肝阳上亢：多因年高体衰，肾虚精亏，虚阳失潜所致。若阴虚及阳，可致阴阳两虚。该类病

人易化火动风，若情志不遂或郁怒伤肝，易致气郁化火，阳亢动风、风火相煽，而引发中风。痰湿内盛：患者平素嗜食肥甘，伤及脾胃，化湿生痰，或肝气犯脾，脾虚不运，生痰助湿；或气郁化火，炼津成痰，以眩晕、胸闷、泛恶、苔腻、脉滑为辨证要点。瘀血内阻：瘀血内阻贯穿于本病始终，无论是肝气郁滞，或痰湿内盛，痰火壅滞，或肝肾亏损，阴阳失调，均可病及血脉，瘀滞不行。在中老年高血压病患者中多为挟杂证存在。以舌下络脉瘀紫、舌暗紫或舌有瘀斑、脉涩为辨证特点。

（二）证候多变，易挟并发症

由于中老年人脏气虚衰，不耐劳作，过度思虑劳累，或寒温失调，易使脏气受损，气机逆乱，证候多变反复；或气血瘀滞，痰浊内阻以致心脉痹阻而见胸痹、心痛；或阳亢化火动风又冲激气血，使血压居高不下，而且还会出现血之与气并走于上，发为"薄厥"（中风）的病变。

二、辨证分型

由于中老年高血压病患者特殊的体质和复杂的病机特点，因此，临床对其辨证分型也谨守病机，参考体质，将此病分以下证型。

（一）肝火上炎证

本证型常见于中老年高血压病早期。中老年人多因家庭、社会、生活、工作压力等，日久肝气郁结，出现"气有余、便是火"的肝郁化火症状。临床上常表现为头晕胀痛、面红目赤、急躁易怒、口苦咽干、舌红苔黄，脉弦数等一派肝火上炎之象。

（二）阴虚阳亢证

本型多见于中老年高血压中后期，是常见证型。多因中老年人素体肝肾阴血亏虚；或因肝火亢盛，耗伤阴血，以致"阴不制阳"，出现阴亏于下而阳亢于上的阴虚阳亢病理变化。临床上常表现为头痛眩晕、两目干涩、腰酸膝软、心悸少寐、咽干口燥、舌红少津或薄黄苔，脉弦细数。

（三）痰湿壅盛证

本型多见于形体肥胖的中老年患者。中老年人处于形体易变期，且活动量减少，加之嗜食肥甘厚腻等不良的生活习惯，日久痰浊内生，阻遏中焦脾胃气机，致使清阳不升，浊阴不降而发为病。临床上常表现为头晕昏沉、肢体困重、嗜睡呕恶、纳呆脘痞、苔白厚腻、脉濡滑。

（四）痰热内盛证

本型多由痰湿壅盛发展而来，中老年患者形体肥胖，痰湿内阻，久而蕴湿化热，酿成痰热，痰热既可阻滞中焦脾胃，亦可上扰清窍。临床上常表现为头重如裹眩晕或昏蒙、心烦不寐、胸闷泛恶多痰、舌红苔黄腻、脉弦滑数。

（五）肝风内动证

中老年高血压患者之肝风内动有虚实之分。实风多因肝阳过亢，升动无制，化火生风。虚风多因水不涵木，肝肾阴虚，阴不制阳，导致肝阳过亢，阳亢动风。无论虚风、实风，极易挟气血痰浊上逆，扰乱神明，或横窜脉络，发为中风。临床上实风常表现为眩晕、甚则如坐舟车、行走如飘、肢体麻木或震颤、或偏侧肢无力、舌红或嫩红、苔薄黄、脉弦劲而数、或浮滑、重按无力。虚风常表现为眩晕、肢麻、视物模糊、舌红少苔、脉细弦数。

（六）阴阳两虚证

本证型多见于中老年高血压晚期和年老体弱患者，多因先天禀赋不足、体质虚弱；或后天劳损过度；年老体弱，以致肝肾阴虚，渐而阴损及阳，出现阴阳两虚。临床上常表现为头晕目眩、心悸健忘、腰膝酸软、耳鸣耳聋、动则气促、肢冷、夜尿频数、或见阳痿。舌淡嫩苔净、脉细弱或沉。

☯ 三、用药心得

治疗中老年高血压病师古而不泥古，要细心辨识，谨守病机，处方灵活，用药得当，在临床上收到满意的疗效。

（一）调肝法

临床根据不同的病情可分为疏肝法、清肝法、凉肝法、平肝法。

1.疏肝法　常用于中老年高血压病早期，因病理变化多属肝气郁结，且瘀血贯穿本病始终，故拟疏肝理气，佐以活血化瘀为治疗原则，方药选用柴胡疏肝散去陈皮，加薄荷、郁金、当归、青木香。方中柴胡、香附、薄荷疏肝解郁，郁金、当归活血解郁，芍药、甘草养血柔肝，加青木香理气降逆。

2.清肝法　常用于中老年高血压病因肝气疏泄太过，或肝郁日久化火。该类患者常气郁化火伤津，炼液成痰而用一般疏肝理气已嫌药力不及，故拟清肝泻火，直折里热。方用龙胆泻肝汤去木通、生甘草、车前子，加夏枯草、甘菊、钩藤、赤芍。方中龙胆草、黑山栀、夏枯草清肝泻火，甘菊、钩藤平肝清热，生地黄、赤芍益阴凉血以柔肝体，以防肝气疏泄太过，便秘加制大黄通腑泻热，以冀火灭风自熄矣。

3.凉肝法　常用于肝阳太过，化火生风，故拟凉肝熄风。方用羚黄钩藤汤去川贝母、茯神、生甘草，加地龙、竹沥。方中羚羊角、钩藤、菊花凉肝熄风，生地黄、白芍益阴凉血，地龙、淡竹茹、竹沥豁痰通络。

4.平肝法　常用于肝阳上亢，气血上逆。治拟平肝降逆，药用石决明、滁菊、川芎、珍珠母、钩藤、黄芩、夏枯草、桑寄生、牛膝、降香、茺蔚子、丹参。方中石决明、珍珠母重镇平肝定悸，滁菊、钩藤清热平肝为君；黄芩、夏枯草清肝降气，茺蔚子、牛膝引血下行平逆为臣；佐以桑寄生养肾以制肝阳，丹参、降香清心凉血除烦定悸；更以川芎疏肝气、升清阳为使，以遂肝条达之性，舒以平之，以防肝气愈郁愈逆，气火攻冲所致心悸，数投辄效，作用缓和持久，对中老年体弱者尤为适用。

（二）补肾法

补肾调阴阳为中老年高血压病的根本大法。常为肝阳平息后的图本治法。平补阴阳法常用于中老年高血压病属肾虚的患者。临床常用桑寄生、杜仲、川怀牛膝四味药平补阴阳，收效较好。滋阴潜阳法常用于肾阴不足、虚阳失潜之证。治拟滋阴潜阳，方用三甲复脉汤去炙甘草、阿胶、火麻仁，加赤芍、桑寄生、杜仲、川牛膝，方中生地、赤白芍、麦冬滋养肾阴，牡蛎、龟板、鳖甲育阴潜阳，桑寄生、杜仲、川怀牛膝补肾降压。温阳补阴法常用于肝肾不足、阴阳两虚之症。治拟金匮肾气丸去牡丹皮、桂枝加杜仲、桑寄生、仙灵脾、牛膝。方中熟地、山茱萸肉补肾填精，寓阳中求阴之意，附片、杜仲、桑寄生、仙灵脾、淮牛膝温补肾阳，泽泻、茯苓健脾渗湿，补中有泻，以泻助补。

（三）活血化瘀法

瘀血内阻贯穿于本病始终，多以兼挟证存在，但个别患者也有因气血郁滞，肝阳偏亢，或中风瘀血阻络，肝阳上亢而致血压不稳定，此时，若单用平肝潜阳，往往见效不著，需以活血化瘀为主治疗，使肝气条达柔顺，气血调和，血压下降，方用血府逐瘀汤去桔梗、甘草治疗。方中生地、当归、赤芍、桃仁、红花活血化瘀，柴胡、枳壳疏肝理气，使气行则血行，牛膝祛瘀并引血下行，有助于血压下降。

（四）健脾燥湿，化痰熄风法

适用于湿痰上逆引动内风所致的中老年高血压病患者，方用半夏白术天麻汤去橘红、甘草加栝楼皮、薤白、丹参等。方中以二陈汤燥湿健脾祛痰，白术健脾助运，天麻平肝熄风，栝楼皮、薤白宽胸涤痰。

附：秘验方介绍

1. 羚黄钩藤汤

【组成】羚羊角2g（先煎）　钩藤15g（后下）　生地18g　白芍12g　川贝6g　竹茹12g　滁菊12g　石决明30g（先煎）　地龙12g　桑叶15g　川牛膝10g　决明子30g

【功效】凉肝熄风。

【主治】证属肝阳亢逆，风火相煽，症见头痛剧烈，面红目赤，头晕欲仆，舌红绛，苔黄糙，脉弦劲而数，风火相煽，亢逆于上症状明显。

【用法】水煎服，每日1剂。连服3～6个月。

【加减】一般随证加减。

【方解】方中重用羚角为君，性寒味咸，凉肝熄风，现代药理研究证明其具有镇静、抗惊、解热、降压、抗菌、抗病毒等作用，降压效果明显；臣以钩藤、石决明、决明子则使凉肝熄风作用增强，佐以白芍、生地酸甘化阴、滋阴柔肝，地龙、桑叶、甘菊清热平肝，竹茹、贝母清热化痰，诸药合用，可使热去阴复，痰消风熄。

【点评】此方取《通俗伤寒论》羚羊钩藤汤化裁而成，在临床中疗效显著。

【验案】赵某，男，58岁。

初诊：头晕、头痛如劈，行走飘浮反复不愈一月余，住院前有高血压病史，长服降压药片，1周前因工作繁忙，头晕头痛剧烈，测血压210/120mmHg而收住入院治疗，现经西药治疗血压下降而自觉病情未见好转，要求中医会诊。诊查：面红如醉，头痛剧烈，头重脚轻，头晕欲仆，肢麻颤抖，以致不能下床行走。舌红绛苔老黄糙，脉弦劲。BP 170/100mmHg。证属肝阳亢逆，风火相煽。治法：凉肝熄风。给予羚黄钩藤汤3剂。

二诊：上方1剂后头痛顿减，3剂后，诸症悉减好转，血压降至150/90mmHg，原方再进7剂。

三诊：135/85kPa，诸症悉瘥，舌红苔薄黄腻，上方去羚羊角，加赤白芍各12g，川芎6g，天麻12g，带药出院，以资巩固。

2. 泻热涤痰汤

【组成】夏枯草15g　炒黄芩12g　龙胆草5g　焦山栀12g　柴胡10g　薤白9g　郁金12g　栝楼皮12g　竹沥半夏12g　丹参30g　赤芍12g　川芎6g　炒枳壳12g　天麻（先煎）12g　钩藤（后入）15g

【功效】清肝泻热，涤痰、化瘀、舒痹。

【主治】肝郁化热、痰瘀痹阻证，症见血压高、头晕、头胀、胸闷、胸痛等。

【用法】每日1剂，连服7剂。

【加减】一般随症加减。

【方解】 方中夏枯草清肝热为君药；半夏清热燥湿化痰，黄芩清热燥湿，龙胆草清肝胆湿热，三药相合共奏清热燥湿之功；山栀清三焦之热；柴胡疏肝郁，理肝气；郁金行气活血疏肝郁；薤白、栝楼皮涤痰化瘀通痹；丹参、赤芍、川芎活血化瘀行气，且川芎引药上行，使药直达头部；枳壳理气；天麻、钩藤平息肝风，诸药合用共奏清肝泻热、涤痰化瘀之功。

【点评】 此方为龙胆泻肝汤合栝楼薤白半夏汤加减而成，适用于因肝郁气滞蕴久、生痰化热，以致气火上逆、痰瘀痹阻的高血压患者，以龙胆泻肝汤清肝泻热，栝楼薤白半夏汤加丹参、赤芍、川芎，涤痰化瘀舒痹，辨证应用，多见显效。

【验案】 林某，男，42岁。

初诊：2003年3月1日。主诉：头晕，头胀伴胸闷，胸痛，反复不愈两年，近月加剧，有原发性高血压病史两年。诊查：面色晦暗，形体肥胖，头晕，头胀伴胸闷，胸痛善太息，口苦，大便黏滞气秒，舌红苔黄腻干，舌下瘀紫，脉弦细，体重87kg，身高1.80m，血压160/110mmHg，平时服用开搏通。辨证：肝郁化热，痰瘀痹阻；治法：清肝泻热，涤痰化瘀舒痹。处方：夏枯草15g，炒黄芩12g，龙胆草5g，焦山栀12g，柴胡10g，薤白9g，郁金12g，栝楼皮12g，竹沥半夏12g，丹参30g，赤芍12g，川芎6g，炒枳壳12g，天麻（先煎）12g，双钩（后入）15g，7剂。

二诊：2003年3月15日，血压 165/105mmHg，头晕脑涨，大便黏滞，气秒显著好转，尚感胸闷，心悸，口苦，舌红苔中薄边黄腻，舌下瘀紫好转，脉弦，生化全套检查均在正常范围，心电图未见明显异常。治拟原法泽泻15g，生蒲12g，炒决明子15g，夏枯草15g，炒黄芩12g，龙胆草5g，焦山栀12g，柴胡10g，薤白9g，郁金12g，栝楼皮12g，竹沥半夏12g，丹参30g，赤芍12g，川芎6g，炒枳壳12g，天麻（先煎）12g，双钩15g（后下），7剂。

三诊：2003年3月29日，BP 140/90mmHg，原发性高血压病，头晕、头胀，胸闷胸痛好转，咽痒，咳嗽显减，口腻，舌红中薄边黄腻，脉弦，治拟原法。3月22日方生地改12g，加制天虫12g，车前子12g，5剂。

3. 眩晕通痹汤

【组成】天麻（先煎）12g　钩藤（后下）15g　怀牛膝12g　葛根15g　郁金12g　炙甘草9g　桑寄生15g　丹参10g　赤芍12g　当归10g　川芎10g　甘松12g　夏枯草15g　石决明（先煎）30g　栝楼皮12g　薤白9g　制半夏12g（另心宝丸每次2粒，每天2次）

【功效】平肝降逆、通阳舒痹、涤痰活血。

【主治】肝阳亢逆日久以致气滞痰凝、心脉瘀阻，症见头痛头晕，胸闷胸痛，脉结。

【用法】水煎服，每日1剂，连服7剂。

【加减】一般随症加减；头晕、心悸、胸闷显著好转后，上方去制半夏，加玉竹、鲜石斛。

【方解】方中以天麻、钩藤、石决明平肝潜阳，故三药为君；桑寄生、牛膝补肝益肾，引火下行；栝楼皮、薤白、制半夏通阳散结，行气祛痰，郁金、川芎行气散瘀，赤芍、当归、丹参养血活血化瘀，其中甘松甘温气香透窍，行气、开痹、通瘀。与炙甘草合用辛甘化阳，行气通阳，与心宝丸（附子、肉桂、人参、鹿茸、麝香、洋金花、田七等温阳、益气、活血药物组成）合用有提高心率与纠正心律失常的作用。少佐夏枯草清肝泄热，以防心宝丸之温热而升动肝阳。值得一提的是，葛根甘辛平无毒，轻清升散，有解肌舒项背之效，现代研究证实葛根总黄酮及葛根素能直接扩张血管，使外周阻力下降，而有明显降压作用。以上诸药合用发挥平肝降逆、通阳舒痹、涤痰活血的作用。

【点评】本方为天麻钩藤饮合栝楼薤白半夏汤化裁而来，临床研究表明，此方能增强冠脉血流量和脑血流量，减少心肌耗氧量，因此对高血压、冠心病兼有项背不适者甚为合拍。

（马　春　整理）

分期辨治高血压病

周次清

周次清，男，山东省名中医药专家、主任医师，博士生导师、全国老中医学术经验继承工作指导老师。兼任中华医学会山东心血管病分会副主任委员、山东省政协第五届委员会委员等职务。从事中医事业五十余年，临床经验丰富，擅长内科杂病，特别对于心血管疾病的治疗与研究造诣较深。在临床治疗中强调 调理气血，重视整体治疗。在心血管疾病治疗中，突出辨证与辨病相结合，注重中西汇通，倡导中西医理论应互相印证，互为弥补，并辨证运用现代医学科学的观点与方法阐明中医某些证的实质。先后发表发表了"冠心病的辨证论治"、"高血压病的辨证论治""从病证结合探讨心律失常的证治规律""肺心病的证治体会"等五十余篇学术论文，对培养和启迪后学，对中医学术的发展做出了突出的贡献。

高血压病的发生发展主要与脏腑阴阳失调、制约关系失常有关，决不能把高血压病和肝阳上亢等同起来。如果在高血压病的辨证中只重视阴虚阳亢的发生，而忽略阳虚阴盛的变化，把滋阴潜阳、凉肝熄风作为治疗高血压病的唯一方法，这样在施治中往往会得出"中医治疗高血压病效果不好"或"中医只能改善症状，不能降低血压"的错误观点。这种观点主要是由于脱离了阴阳辨证的基本规律，单纯把肝阳上亢作为高血压病的病机来认识所造成的，因此在临床治疗中要全面认识高血压病的病因病机，在此将其病程分为三期，并针对三期脏腑的病理变化进行治疗。

一、初期多实重在治肝

高血压病初期，多数为精神刺激、情志抑郁而诱发。因精神抑郁不舒，肝失疏泄，便可导致肝气郁结、肝火上炎、肝阳上亢，甚至肝风内动。整个病理变化过程，以实为主，病位在肝，均以头痛、眩晕为主证。临证宜分别采用疏肝、清肝、凉肝之法。

（一）疏肝法

适用于初期不稳定型高血压患者。仅表现为头痛头晕，胸闷胁痛，精神不振，血压变化与情绪波动密切相关，舌苔薄白，脉沉弦。治宜疏肝理气，佐以活血解郁。方选柴胡疏肝散。方中柴胡、薄荷疏肝解郁，枳壳、香附理气解郁，当归、芍药活血解郁，甘草缓肝调中。关于柴胡的应用，小量升清，大量清解，中量疏肝，故用治高血压，以中量为宜。

（二）清肝法

肝郁日久化火，或肝阳疏泄太过导致木火内生，均可出现头痛头胀，眩晕，心烦口苦，胸胁胀满，多梦易惊，小便黄赤，大便秘结，舌红苔薄黄，脉弦数。治宜清肝泻火，方选清肝降压汤（自拟方：柴胡、菊花、钩藤、黄芩、丹皮、栀子、香附、青木香、佛手）。方中柴胡、香附疏肝解郁，丹皮、栀子、黄芩清肝泻火、菊花、钩藤平肝清热，青木香有降压之功，佛手理气和胃，共奏清肝降压之功。多梦易惊者加炒枣仁、夜交藤；手足发胀者加泽泻；便秘者加大黄；面红目赤、急躁易怒者加龙胆草、黄连。验之临床疗效甚佳。

（三）凉肝法

因肝阳过亢，往往可导致化火生风，主要表现为剧烈头痛，眩晕肢麻，颈项强硬，烦躁不安，手足抽搐，舌红苔黄，脉弦数等肝经风火上动的症状，甚则出现突然昏倒，肢体偏瘫，痰涎奎盛的中风证。治宜凉肝熄风，首选羚角钩藤汤。方中羚羊角、钩藤、菊花、桑叶凉肝熄风，生地、白芍、甘草益阴凉血，贝母、竹茹、茯神豁痰通络、宁心安神。若兼见视物模糊、筋惕肉瞤等肝肾阴虚症状，则改用镇肝熄风汤。

☺ 二、中期多虚实并见治宜肝肾兼顾

高血压病发展至中期，常可出现本虚标实，阴虚阳亢的病理变化。有的始于肝阳有余，进而损及肝肾之阴，也有的先由肝肾阴亏发展至阴虚不能敛阳，阳动风生，最终导致虚实并见，阴亏阳浮的病理结局。在辨治中根据其病因、病理的不同及肝肾受病的侧重，灵活运用滋阴潜阳与育阴摄纳、敛阳熄风两法，多能获得良效。

（一）滋阴潜阳法

在病变过程中，肝阳上亢与肝肾阴虚的程度不同，其临床表现亦各不相同。一般来讲，偏于阳亢者，多由肝郁化火而来，症状以头胀头痛，面红目赤，烦躁易怒，舌苔黄燥，脉弦数为主，其病变重心在肝；偏于阴虚者多由肾虚发展而来，症状以腰膝酸软，头晕耳鸣，心烦少寐，舌红少苔，脉细数为主，其病变重心在肾。

临证中根据阴虚与阳亢的轻重主次，灵活应用。

1.阳亢重，阴虚轻者，多见于中青年患者。治宜潜阳为主，滋阴为辅，方选天麻钩藤饮。方中天麻、钩藤、石决明平肝潜阳，黄芩、栀子、益母草泻肝火，桑寄生、杜仲、牛膝益肝肾，夜交藤、茯神宁心安神。肝火偏盛者加夏枯草、龙胆草；耳聋加磁石、珍珠母；心烦易惊加生龙骨、生牡蛎、龙齿。

2.阴虚重，阳亢轻者，多见于老年患者。治宜滋阴为主，潜阳为辅，用三甲复脉汤。方中地黄、阿胶、麻仁、麦冬、芍药、甘草滋肾养肝，牡蛎、龟板、鳖甲育阴潜阳。诸药合用，共奏育阴增液、摄纳浮阳之功。

3.阴虚与阳亢均较重者，首选建瓴汤。方中代赭石、龙骨、牡蛎潜镇浮阳，牛膝、地黄、山药、芍药滋阴，柏子仁养心安神。亦可选用秦伯未的镇静气浮法（龙齿、牡蛎、代赭石、旋覆花、朱茯神、益智仁、枣仁、柏子仁）或杞菊地黄丸、桑麻丸等，均能获得良效。

4.对于顽固性高血压，在上述治法的基础上加泽泻、车前子等利尿降压药，可获卓效。根据经验，此法对于血液黏稠度高者不宜应用，以防其血液黏稠度更高而诱发中风。

（二）育阴摄纳、敛阳熄风法

由于肝肾阴液过于亏耗，肝阳升动无制，必然导致阴虚不能制阳，形成虚风内动的病理变化。主要表现为头痛眩晕，唇舌发麻，视物模糊，头摇肢颤，半身麻木，筋惕肉瞤，舌红少苔，脉弦细数等。此多为中风先兆，临床须倍加警惕。治宜首选大定风珠。方中三甲复脉汤育阴潜阳，五味子、鸡子黄敛阳熄风。伴抽搐震颤、口眼㖞斜者，可加搜风止痉之品，如全蝎、蜈蚣、僵蚕等。

三、后期多虚重在治肾

高血压病发展至后期，往往因年老体弱，肾气虚衰，加之久病由肝及肾、由实转虚，而出现"髓海不足，脑转耳鸣""上气不足，脑为之不满"的肾虚为主之症。在辨治中，根据肾阴虚、肾阳虚与阴阳两虚的不同，分别采用相应的治疗方法。

（一）补阴益阳法

适用于单纯肾气虚衰所导致的高血压病，肾虚，可因于先天禀赋不足，又可因于后天劳损过度。大量临床资料证明，老年人高血压及更年期高血压多为肾气虚衰所致。主要症状为头晕头痛，耳鸣耳聋，记忆力减退，倦怠嗜睡，既不耐冷又不耐热，发白发脱，牙齿浮动早脱，腰膝酸软，头重脚轻，尿频，夜尿多，月经量少或闭经、绝经，舌淡，脉虚弱。

治宜补阴益阳，调理阴阳。方选益肾降压汤（自拟方：桑寄生、炒杜仲、仙灵脾、黄芪、黄精、女贞子、牛膝、泽泻）。方中桑寄生、炒杜仲、仙灵脾补肾温阳，女贞子、牛膝益肾育阴，黄芪、黄精益气补中、以补后天，泽泻利尿降压。兼见口干心烦、面部烘热者，加知母、黄柏；失眠多梦者，加炒枣仁、夜交藤；血压持续不降者，加青木香、钩藤；血液黏稠度增高者，加决明子、生山楂。本方用于治疗老年性高血压病伴高脂血症及更年期高血压病，疗效甚佳。

（二）育阴涵阳法

用于阴虚阳浮、水亏火旺所致的高血压病。由于肾阴亏虚不能制阳，虚阳浮越，主要表现为头晕头痛，面部潮红，心烦口干，失眠健忘，腰酸耳鸣，视物昏花，双目干涩，大便秘结。治宜首选左归丸加减。方中熟地、山药、山茱萸肉、鹿角胶、龟板、枸杞、菟丝子、牛膝、皆为阴中涵阳之品，意取"阳中求阴""补中有化"之意。若出现五心烦热，舌红少苔，脉细数等阴虚火旺的征象，可以暂用知柏地黄汤，以滋阴降火，泻其有余，补其不足。

（三）扶阳配阴法

适用于肾阳偏衰的高血压病。肾阳虚衰的形成，可由肾气虚衰发展而来，也可由阴损及阳而致。主要表现为头晕头痛，耳鸣耳聋，腰膝酸软，疲乏无力，记忆力减退，畏寒肢冷，面色㿠白，小便清长，大便稀溏，舌淡苔白，脉沉迟无力等症。另外，肾阳虚衰，亦可累及心阳不振，脾阳式微，出现水气凌心，水湿泛滥而兼见心悸不宁、喘促、水肿等症。

治宜首选右归丸加减。方中熟地、山茱萸肉、山药、鹿角胶、枸杞、菟丝子等药阴中有阳；附子、肉桂温肾壮阳，意在"阴中求阳""化中寓补"。若见阳虚阴盛，水湿不化而兼见心悸、喘促、水肿者、可暂用真武汤以达益火制阴之目的。方中附子温肾化水，白术、茯苓健脾宁心利水，芍药养阴柔肝。

此外，对于老年人高血压病，治疗应以调理阴阳的偏盛偏衰为主，尤应注意降压不可太过，慎用重镇之品，以防全身重要脏器供血不足而导致变证丛生。这些宝贵经验是笔者们在临证中必须遵循的。

☯ 附：秘验方介绍

1.八味降压汤

【组成】何首乌15g　白芍12g　当归9g　川芎5g　炒杜仲18g　黄芪30g　黄柏6g　钩藤30g

【功效】益气养血、滋阴泻火。

【主治】凡表现为阴血亏虚，头痛、眩晕、神疲乏力，耳鸣心悸等症的原发性高血压病，肾性高血压以及更年期综合征、心脏神经官能症等，均可用本方治疗。

【用法】先将药物用适量水浸泡1小时左右，煎两次，首煎10～15分钟，以只留药物的易挥发成分；二煎30～50分钟文火。煎好后将两煎混合，总量约250～300毫升，每日1剂，每剂分2～3次服用，饭后两小时左右温服。

【加减】伴失眠、烦躁者，加炒枣仁30g，夜交藤30g，栀子9g；便稀苔腻、手足肿胀者，加半夏9g，白术12g，泽泻30g；大便干燥加生地30g，仙灵脾18g；上热下寒、舌红口干、面热、足冷，加黄连5g，肉桂5g。

【方解】方用何首乌、白芍、杜仲养其阴血；川芎、当归行其血滞；阴血的滋润有赖于阳气的温煦，故用黄芪益气配阳以助阴；"阴虚而阳盛，先补其阴，而后泻其阳以和之"，黄柏、钩藤之用意就在于此。全方合伍，使肾有所滋，脑有所养，肝有所平，从而达到肝养风熄，血压得降的目的。

【点评】本方系根据日人大敬节之经验方"八物降下汤"化裁而来。高血压病其基本病机是阴阳失调，营血亏虚，血行不畅。使周身气血"升已而降，降已而升"，有规律地运行不息，达到"阴干阳秘"的动态平衡，血压才能稳定于正常范围。

2.益心健脑汤

【组成】黄芪30～60g　葛根15～30g　丹参20～40g　生山楂9～15g　桑寄生15～30g

【功效】补气活血、益心健脑。

【主治】高血压病、脑栓塞、脑血栓形成、脑动脉硬化以及心律失常、高血脂等心脑血管疾病。

【用法】将药用适量水浸泡30分钟左右，煎两次，取汁共约300～400毫升，每日1剂，分2～3次温服。

【加减】主要根据病证的变化和兼证的多少而进行相应的加减。如出现畏寒肢冷，加桂枝6g，炮附子9g；出现口干，舌红少苔，大便干结等阴虚证，加麦冬12g，生首乌15g；体倦、神疲、气短等气虚证明显者，加党参30g，五味子6g；血瘀气滞疼痛明显者，加香附12g，延胡索9g；失眠多梦者，加炒枣仁5g，夜交藤30g。本方在用量上可根据病情适当调整，如气虚证明显者，补气药可用大量，活血药用小量；如久病体弱或初病患者，可先从小量开始，逐渐加大剂量。

【方解】方中黄芪、葛根、桑寄生益气为主，丹参、生山楂、川芎活血为辅，取其"气不虚不阻，血得气而不滞"之意。在补气药中，黄芪补心肺之气，葛根升脾胃之气，桑寄生益肾气；在活血药中，丹参活心血，生山楂消中积，川芎行肝血。诸药合伍，益诸脏之气，活一身之血，使气旺血活，心脉得通，脑以得养，从而达到益心健脑之功能。

【点评】本方以"益气活血"为宗旨，据现代药理研究，以上诸药有不同程度的扩张心脑血管、增加血流量、降血脂、降血压以及抗心律失常的功能。经基础实验研究证明，本方对心脑血管和血液等多方面具有良好的调节作用。

3.调肝降压汤

【组成】柴胡9～15g　佛手6～10g　炒栀子6～10g　丹皮9～12g　菊花9～12g　钩藤15～30g

【功效】疏肝解郁、清肝泻火、平肝潜阳。

【主治】用于肝气郁结、肝郁化火、肝阳上亢之高血压病。症见头痛头胀、烦躁失眠、面红目赤、口苦咽干、腹胀胁痛、舌红苔白或薄黄、脉弦等。

【用法】水煎服，每日1剂。

【加减】口渴咽干者，加知母、麦冬；大便秘结者，加生地黄、玄参；胁痛者，加香附、枳壳、赤芍；失眠心烦者，加炒酸枣仁、夜交藤。

【方解】方中用柴胡疏肝解郁为君药，同时用佛手理气解郁以增强疏肝解郁理气的功效；栀子清三焦热，菊花清肝热；钩藤平肝阳，熄肝风；丹皮清热活血解郁；诸药合用共奏疏肝解郁，清肝泻火，平肝潜阳。

【点评】此方在治疗上既着眼于"肝阳上亢"又抓住"肝气郁滞"，才会取得好的治疗效果。"调肝降压汤"主以"疏肝气、清肝热、平肝阳"，是治疗该类病人的理想方药。

【验案】李某，女，43岁。

1992年5月14日初诊。主诉：头痛头晕两年，加重5天。现病史：患者两年前出现头痛头晕，失眠多梦，烦躁易怒，劳累及情志刺激后头痛头晕加重，伴胸闷、腹胀、嗳气。平时血压一般在18.7/12.0kPa左右，间断服用复方罗布麻、复方降压片等药物，5天前因生气而致病情加重。舌尖红，苔薄黄，脉弦。血压：20.0/13.3kPa。诊断：头痛（高血压病）。辨证：肝气郁滞，肝阳上亢。治法：疏肝理气、平肝潜阳。处方：调肝降压汤加减。柴胡12g，栀子12g，丹皮12g，佛手10g，钩藤30g，菊花10g，炒酸枣仁30g，黄芩10g，水煎服。

5月22日二诊：服上方6剂，头痛头晕明显减轻，睡眠好转，仍感胸闷、腹胀、嗳气，舌淡红苔薄白，脉弦，血压17.3/12.0kPa。以上方加枳壳10g，砂仁6g，水煎服。

5月29日三诊：服上方6剂，诸症均减，感口渴，大便偏干，舌脉同前，血压17.3/11.3kPa。上方加麦冬15g，生地黄20g，继服6剂。

（都业馨 整理）

分型辨治眩晕的经验

刘茂林

刘茂林，男，主任医师，毕业于陕西中医学院，为陕西省已故著名老中医、中医妇科名家霍静堂先生的亲传弟子。曾任榆林地区中医研究所副所长，榆林市中医院党委书记兼副院长等职。发表医学论文二十余篇。擅长并精于中医妇科，对男女不育不孕症、习惯性流产等病治疗效果卓著，形成了独特的治疗方法和风格，同时对急、慢性盆腔炎、功能性子宫出血、闭经、乳腺增生、子宫肌瘤等妇科疑难杂症均有很好的治疗效果。其精湛医术和高尚医德，医名远播。研制"胎宝""生精丹""妇炎清胶囊""妇炎清泡腾片""妇炎清冲洗剂""调经育子丹""促天癸胶囊"等10余种纯中药新制剂，其中"胎宝"和"生精丹"已申报国家专利。

眩晕是临床常见病证，反复发作，本病多因情志过极，饮食不节，内伤虚损所致，与肝、脾、肾三脏功能失调有关。一则因于情志所伤，肝失疏泄，气郁化火，上扰清窍，或肾水不足，水不涵木，肝肾阴亏，肝阳上亢，上扰清窍，而致眩晕；二则因于饮食不节，嗜食肥甘厚味，脾失健运，痰浊内生，上蒙清窍，阻遏清阳，而致眩晕；三则因于禀赋不足，或年老肾亏，或房劳过度，肾精亏损，脑髓空虚，而致眩晕，或阴损及阳，肾阳衰微，清阳不升而致头晕；四则因于外伤或久病入络，络脉瘀阻，痰瘀互结，阻滞脑窍而为眩晕。故临床治疗中既用补肾、益肝、养心、健脾、和胃，又调阴阳，理冲任，益气养血，和解少阳，治疗灵活，疗效可靠。根据临床经验把眩晕主要分为以下8个证型，并根据其相应证型选用方药进行随症加减。

一、肝肾不足

辨证要点为头晕目眩，腰膝酸软，记忆力减退，两目干涩，耳鸣如蝉，时有手足心发热，舌质红、苔白或少苔，脉沉细或弦。治以滋补肝肾，平肝熄风。方用一贯煎加减。

二、肝风挟痰

辨证要点为眩晕欲仆，面红目赤，急躁易怒，少寐多梦，或头项强，舌红苔黄，脉弦大。治以平肝潜阳，熄风化痰。方用天麻钩藤饮加减。

三、痰浊中阻

辨证要点为头晕不爽，头重如裹，胸闷恶心，少食多寐，舌胖大，边有齿印，苔腻，脉弦滑或濡缓。治宜健脾燥湿，和胃化痰。喜用半夏白术天麻汤加味。眩晕较甚，呕吐频作者，可加代赭石（先煎）、旋覆花（包煎）各10g，胆南星6g，竹茹15g以除痰降逆；舌苔厚腻，水湿内留者，可合五苓散，小便得利，湿从下而去；兼耳鸣重听者，加生葱数根，石菖蒲、远志各10g，以通阳开窍。

四、气血亏虚（心脾两虚）

辨证要点为头晕目眩，劳累则甚，气短声低，神疲懒言，面色唇甲苍白，心悸少寐，纳少体倦，舌质淡胖嫩、或边有齿印，苔白，脉细。治宜补益气血，健运脾胃。方用归脾汤加减。脾阳衰微，中焦运化无权，兼见畏寒肢冷，唇甲淡白，可加干姜、熟附片以温运中阳。

☪ 五、阳气不足（脾肾不足）

辨证要点为头晕目眩，失眠，面色苍白，四肢不温，怯寒肢冷，遗精滑泄，舌暗淡，脉虚。治以温阳摄阴，补益脾肾。方用桂枝加龙骨牡蛎汤加味。

☪ 六、痰瘀互结

辨证要点为眩晕时作，反复不愈，头痛重闷，倦怠思卧，健忘，夜寐不安。舌质暗边有瘀斑、苔白腻，脉涩。治宜活血化瘀、化痰通窍。方用温胆汤加味。

☪ 七、冲任不调

辨证要点为妇女临近绝经，而见头晕目眩，头痛，性情急躁，烘热汗出，睡眠差，舌质淡或红，苔白脉弦。治宜调理冲任，平补阴阳。方选二仙汤加味。

☪ 八、少阳邪郁

辨证要点为眩晕，口苦口干，心烦喜呕，或寒热往来，胸胁苦满，默默不欲饮食，舌淡苔白，脉弦细。治宜和解少阳，疏风清利。方用小柴胡汤加味。

眩晕一证，临床上虽有虚有实，或虚实夹杂，但均以虚、风、痰、瘀密切相关。从上述治眩晕八法宗《黄帝内经》以治肝肾，师仲景以治痰饮，法河间以治风火，效丹溪善治痰，仿景岳以补虚，取清任以活血，无不皆有。同时在临床实践中不拘泥古法，如温阳摄阴、调理冲任等法，治疗眩晕上较少见。总之，治眩晕既有养肝、补肾、养心、健脾和胃，又用调阴阳、理冲任、益气血，治法灵活，疗效显著。

☽ 附：秘验方介绍

清肝饮

【组成】五味子10g　当归10g　生地10g　枸杞子10g　旱莲草10g　女贞子10g　石菖蒲10g　蝉衣10g　磁石（先煎）30g

【功效】补益肝肾、平肝潜阳。

【主治】肝肾阴虚、肝阳偏亢。

【用法】水煎服，每日2剂。连服15天。

【加减】若脾气不足，可加太子参、炙黄芪。

【方解】方中五味子为君药，取其补肾敛阴的功效；生地、枸杞子、旱莲草、女贞子滋阴，与君药合用以增强滋补肾阴之力；当归活血养血；白芍养血柔肝；磁石镇肝潜阳；当归、白芍、磁石合用在养肝的同时又能平肝；蝉衣、石菖蒲通窍，合而具有补肾益肝、通窍熄风之功。全方共奏补益肝肾、平肝潜阳之功效。

【点评】此方配伍清补并用，补而不腻，对肝肾不足眩晕有显著疗效。

【验案1】郭某，女，50岁。

患耳源性眩晕近两年，频频发作，刻诊头晕眼花，视物旋转，如坐凌空，记忆力减退，耳鸣，腰膝酸软，乏力，舌淡红、少苔，脉弦细。BP20/10.7kPa，TCD示双大脑中动脉、颈内动脉、椎动脉、基底动脉血流减慢，考虑脑供血不足，血管痉挛。证属肝肾阴虚、肝阳偏亢，治宜补益肝肾，平肝潜阳，方用清肝饮：五味子、当归、生地、枸杞子、旱莲草、女贞子、石菖蒲、蝉衣各10g，磁石（先煎）30g。服上药7剂后，头晕好转，仍感乏力。考虑脾气不足，加太子参、炙黄芪各20g。连服30剂告愈，随访1年未见复发。

【验案2】 李某，男，45岁。

以间断头晕目眩，坐立不稳5年之主诉就诊。头晕目眩，头重如裹，倦怠思睡，胸闷纳差，恶心呕吐，舌质暗体胖、边有齿印、苔白腻，脉滑。化验示血脂各项均高。辨证系痰浊中阻，蒙蔽清窍，治宜化痰开窍，升清降浊。方用化痰降浊汤加减：白术、石菖蒲、代赭石、栝楼各20g，泽泻15g，天麻、半夏、陈皮、茯苓、桂枝、五味子、葛根各10g，甘草6g，服上方7剂后，眩晕大减，再宗原方进7剂，诸症悉除。

（王 钰 整理）

高血压病辨治十法　盛国荣

盛国荣，男，福建南安人，出生于八代世医之家，全国首批老中医药专家学术经验继承工作指导老师、中国百年百名中医临床家之一。原福建中医学院终身教授、福建中医学院盛国荣中医药研究所所长、第五、第六届全国政协委员、中国大百科全书中医专业编委、全国高等院校中医专业编审、新加坡同济医药研究学院客座教授，福建中医学院副院长等职。执医六十余载，积累了丰富的临床经验，临床擅长内科、妇科和疑难病治疗，深受海内外关注。专著有《中医基础学》（合编）《内经要略》《伤寒论浅释》《中医诊断学》《盛国荣医案选》《温病条辨表解》。在国内发表论文一百多篇，如《高血压88例临床疗效》等，1960年由医学科学院译成外文向国外交流，其各个时期的学术成就和贡献受到国家的肯定和重视。

高血压病乃西医名称，中医论治常以肝肾为主，旁及心脾肺。经曰："治病必求于本。"所谓对症疗法，诚然是临证遣方用药的途径之一，但中医尤为强调辨证论治为主导，始不受表面现象所迷惑，则必须广开思路，灵活运用虚则补之，实则泻之的施治原则，诸如因阳气虚衰或气血两虚而导致高血压者，则需用参、茸、芪、术等补中益气，方能取得满意效果，而不致犯虚虚实实之戒。兹将余数十年临证经验，整理概括十法如下：

一、滋肾柔肝法

适用于肝肾阴虚、肝阳上亢的高血压，症见面色憔悴，两颧嫩红，头晕目眩，耳鸣，心悸不寐，腰膝酸软，舌红少苔，脉细或弦细。常用药物：桑葚、熟地、首乌、白芍、太子参、枸杞子、玉竹、柏子仁、龟板。余临证喜用桑葚滋肾柔肝，以其性味甘寒，专入肝、肾二经，功能滋肝肾，熄虚风，对于肝肾阴虚所致之高血压病尤为适用。唯其性和缓，用量须大，方能奏效，一般为15～30g。

二、滋阴潜阳法

适用于阴虚阳亢，水不涵木之高血压，症见头目眩晕，行走飘浮，手足瞤动拘急，烦躁不安，甚则半身不遂，口眼㖞斜，舌颤质红，苔黄，脉弦。常用药物：桑寄生、怀牛膝、生地、杜仲、钩藤、鳖甲、龙骨、牡蛎、磁石、石决明。其中桑寄生乃桑得金木之气生，寄生一本于桑，得其精华，而尤胜于桑，其补肝肾、通血脉之功效卓著，对于高血压属肾阴亏损、虚阳上亢者尤为适宜，常为首选之品。

三、平肝熄风法

适用于肝阳妄动，络道所受扰之高血压，症见头痛头胀，目眩、耳鸣，烦躁易怒，夜寐多梦，口苦咽干，手足麻木或瞤动。常用药物：水牛角、代赭石，钩藤、天麻、地龙干、全蝎、蜈蚣、僵蚕、珍珠母。余临证喜用虫类药于平肝熄风法中，其中，地龙清热平肝之力尤强，全蝎、蜈蚣则长于熄风解痉，对于肝阳妄动之高血压，投之效著，且能减轻肢体偏瘫之程度。

四、清胃泻肝法

适用于肝胃火盛，上冲清窍之高血压，症见头胀痛而眩，面红目赤，口苦口臭，食欲亢进，心烦梦多，尿赤便秘等。常用药物：石膏、知母、菊花、夏枯草、龙胆草、黄芩、连翘、玄参、栀子。余治疗此类高血压患者，喜用白虎汤不拘于大热、大汗、大渴、脉洪大之"四大症"，只要脾胃健运者，即可随证化裁，加减应用。其中石膏不仅能清胃肺之热，且具镇静安神之功。

五、疏肝解郁法

适用于肝气郁结，气机阻滞，疏泄失司之高血压，症见头目眩晕，胸闷不舒，胁胀痛，呃逆口干，易怒，纳少，大便秘或溏等。常用药物：柴胡、丹参、川芎、赤芍、玫瑰花、郁金、青陈皮、蒺藜、香附。余以为解郁莫过于逍遥散，故常喜用之。然对于肝郁化火者，常去辛温之当归，代之以川芎、丹参等。

六、通阳祛瘀法

适用于胸阳不振、阴寒上乘、血行不畅、脉络痹阻之高血压，症见头晕心悸，胸闷气短，胸痛彻背，舌质紫暗，苔白腻，脉弦涩或结代。常用药物：丹参、栝楼、薤白、桂枝、茜草、郁金、三七、桃仁、红花等。余尝自拟参七散（西洋参、川三七、鸡内金等量焙干研末）给患者长期服用，或配以汤剂，对于高血压伴动脉硬化症，高血脂患者疗效尤著。

七、健脾渗湿法

适用于脾虚不运，痰湿内生，络脉为痰浊阻滞之高血压，症见体弱虚胖，头重眩晕，腹胀纳呆，恶心，便溏，眼睑或下肢水肿，舌胖边有齿痕，苔白腻或黄，脉弦滑。常用药物：带皮茯苓、白术、淮山药、蚕沙、赤小豆、玉米须、车前子、泽泻。余临证擅用玉米须，以其性味甘平，功能利水祛湿，现代药理研究证实，本品不但具有明显的利尿作用，尚有抗溶血、抗过敏及解毒等作用，民间恒以之炖冰糖饮服，治疗高血压、水肿。因此对于肾性高血压患者，尤为适用。为其气味平淡，临证须用较大剂量，方能奏效，常用量为30～60g。

⚫ 八、培元益气法

适用于元气虚衰，阴亏阳损之高血压，症见头晕目眩，胸闷气喘，心悸健忘，腰膝酸软，少气懒言，手足麻木不温，舌淡苔白，脉细弱。常用药物：党参、黄芪、黄精、肉苁蓉、枸杞子、当归、附子、肉桂。对此类高血压患者，余常用肉桂，因为在补阴药中佐用肉桂有鼓动气血运行之功，若配附子则于通利血脉尤佳。

⚫ 九、调摄冲任法

适用于肝肾亏损、冲任失调之高血压，症见眩晕耳鸣、心悸失眠、烦躁易怒、食欲不振、腰膝酸软、月经不调等。常用药物：肉苁蓉、女贞子、旱莲草、桑葚，首乌、阿胶、鹿角胶、菟丝子、杜仲、仙茅、仙灵脾、巴戟天、锁阳等。在妇女更年期，因为冲任不调而致高血压病，亦为常见之疾。方药之中，常以二至丸、二仙膏为基础，以调摄冲任，其中龟板胶货常缺，可以阿胶代之。

⚫ 十、通腑降浊法

适用于腑气不通，升降失常之高血压，症见头胀头晕，口苦口臭，脘腹不舒，纳食欠佳，小便短少，大便秘结，舌红苔白厚或黄，脉洪大。常用药物：大黄、元明粉、火麻仁、郁李仁、草决明、枳实、生莱菔子、苦杏仁、桃仁等。临证中，因腑气不通，湿浊痰饮留滞、升降失常，气血运行悖乱而致血压升高者屡见不鲜，余恒用通腑降浊法以釜底抽薪。临证处方喜用草决明，乃因其性凉味甘苦，功专清肝明目，利水通便，且其性缓味醇、滋益肝肾、镇潜补阴，对于高血压之便秘，无论男妇体弱或老年者，均为佳品，以本品研末冲服，或入复方中煎服。

附：秘验方介绍

1. 平肝汤

【组成】地龙20g　生地20g　夏枯草15g　钩藤15g　白蒺藜10g　白芍10g　丹皮10g　天麻10g　车前子10g　甘草3g

【功效】平肝、利水、熄风。

【主治】常用于肝阳妄动、络道受扰之高血压。症见头痛头胀，目眩、耳鸣，烦躁易怒，夜寐多梦，口苦咽干，手足麻木或胸动等。

【用法】水煎服，每日1剂。连服6剂。

【加减】若头胀眩晕减，寐安，二便通畅，可加茯苓、枸杞子。

【方解】方中地龙功能清热平肝，通络利水，为君；夏枯草清肝散结，能"补养厥阴血脉，疏通结气"；天麻，钩藤平熄肝风；白蒺藜祛风同时又能疏肝，为臣；车前子通利水道，白芍养肝血柔肝阴，生地、丹皮清热凉血，为佐；甘草调和缓中，为使。诸药合用，共奏平肝、利水、熄风之效。

【点评】本方是盛老先生的经验方。现代研究证实，地龙、夏枯草对麻醉动物及肾性高血压犬均有缓慢而持久的降压作用，尤其夏枯草含有丰富钾盐，降压而不失钾，此方在临床运用中疗效显著。

2. 自拟金参七散

【组成】西洋参、川三七、鸡内金各15g

【功效】通阳祛瘀。

【主治】临床上胸阳不振，阴寒上乘，血行不畅，脉络痹阻之高血压病。

【用法】焙干研末，每次5g，温水冲服，日服两次；或水煎服，每日1剂。

【加减】若头胀眩晕减，寐安，二便通畅，可加茯苓、枸杞子。

【方解】西洋参补益气阴，三七活血化瘀，鸡内金消食助运，本方所主之证候，大抵是气阴两虚、痰浊留滞者。

【点评】本方是多年临床经验研制而成，能益气活血，对冠心病、肝硬化、高血压病、高血脂有一定疗效。

3. 滋肾汤

【组成】西洋参3g（另炖冲服）　桑葚、钩藤（后下）、白芍、丹参、柏子仁各15g　枸杞子、何首乌、玉竹、麦冬各10g　磁石、龙骨、牡蛎（打碎先煎）各30g

【功效】滋肝肾、熄虚风。

【主治】对于肝肾阴虚、肝阳上亢的高血压者尤为适用。

【用法】水煎服，每日1剂，连服1个月。

【加减】随症化裁。

【方解】桑葚滋肾柔肝，以其性味甘寒，专入肝、肾二经，功能滋肝肾，熄虚风；磁石体质重而下行，善于平定上逆之挟血肝风，主治血逆之标实。龙骨、牡蛎二药，最善滋阴潜阳。龙骨、牡蛎皆水中之物，而入药皆用其骨，故善将浮越之阳潜降于水中。加钩藤平肝潜阳，白芍养血柔肝而缓肝风之急，丹参、麦冬、玉竹善养阴而清热。西洋参补气养阴，何首乌养血添精，

【点评】此方剂其中有些药物现代药理研究尚有降血脂、降血糖之效，可以避免服用西药所带来的高血脂、高血糖等不良反应。

【验案】李某，86岁。

头晕目眩，心悸气喘，夜寐不安，纳呆口干，小便频数，大便干结，舌红少苔，脉弦细。血压230/115mmHg。证属肝肾阴虚，心气不足，治宜滋肾柔肝，药用西洋参3g（另炖冲服）、桑葚、钩藤（后下）、白芍、丹参、柏子仁各15g，枸杞子、何首乌、玉竹、麦冬各10g，龙骨、牡蛎（打碎先煎）各30g。随症化裁，服药1个月，诸症明

显好转，血压180/90mmHg。嘱服杞菊地黄丸，做善后之图。

4. 清胃泻肝降压汤

【组成】生石膏、牡蛎各30g　地龙、夏枯草、连翘、菊花、钩藤、知母各10g　栀子、牛膝各20g

【功效】平肝清胃、清热泻火。

【主治】证属肝胃火盛，上扰清空，症见头胀痛而眩，颜面烘热，夜寐不安，梦多，口苦而干，纳亢，尿赤便秘，舌红苔黄厚，脉弦滑为主的高血压患者。

【用法】水煎服，每日1剂。

【加减】一般随症加减。

【方解】石膏不仅能清胃肺之热，且具镇静安神之功；牡蛎水中之物，而入药用其骨，故善将浮越之阳潜降于下；地龙清热平肝之力尤强；菊花清肝热解毒；钩藤平肝熄风，三药合用以平肝，清肝火；夏枯草、连翘清上焦之火；栀子、知母合用清三焦火；牛膝最善引血、热下行，重用牛膝，可以将随风上逆的邪热引而下行。

【点评】此方是白虎汤化裁而来，具有两清肝胃之火，平潜上扰之肝风的功效，适用于肝胃火盛所致的高血压病。

【验案】赵某，43岁。

头胀痛而眩，颜面烘热，夜寐不安，梦多，口苦而干，纳亢，尿赤便秘，舌红苔黄厚，脉弦滑，血压180/110mmHg。证属肝胃火盛，上扰清空，治宜平肝清胃、清热泻火。药用生石膏、牡蛎各30g，地龙干、夏枯草、连翘、菊花、钩藤、知母各10g，栀子、牛膝各12g。服药6剂，头面诸症均减，血压160/100mmHg，于上方去连翘加元参12g，再进6剂，诸症消失，血压降至正常范围。

（李淑玲　整理）

高血压的三期分治

史载祥

史载祥，男，山东滕州人，教授，博士生导师，中日友好医院中医大内科主任，享受国务院颁发的政府特殊津贴。中国中西医结合学会活血化瘀专业委员主任，中国中西医结合学会心血管学会委员。现任中日友好医院学报、中国中西医结合杂志、中西医结合心脑血管病等杂志特约编辑及编委。发表论著、译著近百篇，主编《实用血瘀证学》《高血压及相关疾病的中西医结合诊治》，分科主编《实用中西医诊断治疗学》。作为全国中西医结合心血管病中心学科带头人，科研成果丰硕。主持国家自然科学基金项目"大蒜素治疗急性脑梗死的机理研究"等部局级课题多项。曾经参加的科研课题"心气虚实质"及"病态窦房结综合征的中西医结合治疗"分别获卫生部及国家中医药管理局科技成果奖。擅长中西医结合治疗心脑血管疾病、慢性肾脏病、糖尿病及其他内科疑难杂症。

按照中医的证型，比较好掌握、好理解的，可以分成为虚实两大类，"实"这一类又可以分为肝阳肝火、上亢上炎这种类型，还有一种痰湿内阻的类型。"虚"也可以分阴虚阳亢型，还有阴阳两虚型。

一、早期实证多见，治以清肝潜阳

人过中年，由壮渐老，肾气日亏，精气渐衰，待至老年，肝肾已亏；加之人们长期精神紧张，忧思恼怒，或恣食肥甘，嗜酒过度，酿生湿痰、热痰等诱因，渐至阴阳平衡失调，尤其是肝肾阴阳平衡失调，出现"肝肾阴虚""阴虚阳亢""肝火亢盛""痰涎壅盛"等。其早期治疗的关键在于清肝潜阳，化痰降浊，调整阴阳平衡。临床多见眩晕、头痛等症状，伴舌红苔黄腻者，常用《通俗伤寒论》的羚羊钩藤汤加减，治疗以热为主的肝风夹痰证，根据热之多少，用羚羊角粉从0.6～1.5g冲服。对伴头晕恶心，舌胖苔腻，以痰湿偏重者，用自拟方：夏枯草、车前草、生代赭石、半夏、益母草加减。早期高血压病常见症状较多，如失眠加夜交藤、合欢皮、生龙牡、珍珠母或可依据辨证合用酸枣仁汤及猪苓汤等；便秘者加全栝楼、决明子、当归、白芍；头痛剧烈加全蝎粉，僵蚕，潼、白蒺藜，黄芩，胆草等；伴见心悸、心慌、脉数者加酸枣仁、柏子仁、生龙牡以养心安神；颈项强直加葛根，木瓜，白芍等；耳鸣者加磁石、山茱萸肉。如此随症化裁，在症状的改善方面明显优于单纯使用西药者。

二、中期虚实夹杂，兼顾滋阴补肾，祛痰化瘀通络

高血压患者常有遗传倾向，年轻时即发病，常因知晓率低而忽视治疗。症状明显时已有并发症出现。家族性高血压者多有面红、性急、舌红、尺部脉弱等表现，余以镇肝熄风汤为基本方，有生代赭石、生龙牡平熄肝阳，用炙龟板、白芍、天冬、玄参加强滋阴补肾。高血压是导致各种心脑血管疾病发生的危险因素，而脂质在血管壁上的沉积是导致血压升高的重要因素，不论是因嗜食肥甘，饮酒过度等外因，或五脏功能失调，津液传输失司的内因，最终形成的痰湿脂浊，注入血脉，均可使血脂升高。故高脂血症的脂质即为中医广义之痰，若痰湿蕴于脉络管道，堵塞于脑，会形成脑梗死、脑萎缩；若蕴于心，当发心痹、心梗、心痛；或蕴于肝则发为脂肪肝。并提出化痰（类似于西药降脂）是预防高血压病及心、脑、肾等并发症的关键，且高血压一旦确诊，降压和降脂就应始终应用。对合并高脂血症者常用苍术、全栝楼、决明子、生山楂、炙鸡内金等；合并心绞痛者以全栝楼、薤白、枳实、半夏；肢肿尿少酌加茯苓、泽泻、车前子、猪苓等；合并糖尿病肢体麻木加天花粉、苍术、僵蚕、白蒺藜等。各种心血管疾病迁延日久，必然导致血瘀，治疗中活血化瘀之药必不可少，然活血药有多种，余喜用三棱、莪术。根据中医气为血帅，气行则血行，气足则血生的理论，常酌加黄芪、党参

等，用量在15g以上，以益气活血通络，祛瘀不伤正。

三、后期以虚为主，调整阴阳平衡

对并发脑梗死的高血压Ⅲ期患者，见舌红少苔，肢体痿废，语言难出者，余喜用刘河间的地黄饮子，阴中求阳，收效甚捷。并发脑出血证属痰涎壅盛者仍以羚羊钩藤汤加减，并常配伍活血和血之三七、花蕊石、生蒲黄，降压的同时促进出血灶的吸收。对伴心、肾功能不全的高血压病，用药不局限在血压升高的单一表现上，突出中医辨证，若兼见阳虚阴盛，水湿不化而兼心悸、喘促、水肿者，可应用真武汤；兼有少气懒言，肢体无力之气虚血瘀者补阳还五汤可迅速改善症状。认为重要脏器功能改善，血压也可随之下降。对于老年高血压患者，治疗以调整阴阳的偏盛偏衰为主，注意降压宜缓、慎用重镇之品，以防重要脏器供血不足导致变症丛生。对更年期或与月经不调有关的高血压患者，常见口干心烦、面部烘热、失眠心悸、腰膝酸软等症，中医辨证属肾阴阳不调，用二仙汤加减，方中仙茅、仙灵脾、巴戟天补肾阳，当归和血，知母、黄柏固肾阴，对改善更年期症状疗效甚佳。

附：秘验方介绍

1. 清肝降压汤

【组成】生代赭石25g　生龙骨、生牡蛎、炙龟板各20g　白芍15g　天冬15g　玄参10g　苍术10g　决明子15g

【功效】补肾滋阴、清泻肝火。

【主治】肾阴亏虚，无以制阳，肝阳偏亢于上的高血压病证。

【用法】水煎服，每日两剂。连服两个月。

【加减】随证加减。

【方解】方中重用代赭石为君，代赭石色赤而入血，石体质重而下行，善于平定上逆之挟血肝风。龙骨、牡蛎、龟板三药，最善滋阴潜阳，与代赭石相伍，刚柔相配，主治亢逆之标实。白芍养血柔肝而缓肝风之急，玄参、天冬善养阴而清热，六药共用为臣。天冬滋肾阴以制肝阳；苍术、决明子清肝热。诸药合用如春风细雨，诸症可除。

【点评】本方是史载祥老师的经验方，虽然力主清肝，用药却多从养血滋阴以制肝阳出发，调整阴阳平衡，体现了史老师对高血压病的独到认识和用药经验，值得后学者认真学习和体会。

2. 天麻降压汤

【组成】天麻15g（捣）　　钩藤15g（后下）　　栀子10g　黄芩10g　川牛膝15g　炒杜仲15g　桑寄生15g　益母草10g　夜交藤15g　茯苓15g　甘草6g

【功效】平肝熄风、清热活血。

【主治】肝阳上亢夹痰瘀证和肝肾阴虚致肝阳上亢夹痰瘀证。

【用法】水煎服，每日两剂。连服两个月。

【加减】伴头目胀痛、口苦胁痛者，目赤舌红者酌加菊花10g，白芍20g，龙胆草6g，炒柴胡10g；伴形体肥胖、舌苔腻、痰浊较重者加虎杖15g，山楂10g，丹参15g，薤白10g。

【方解】本方为天麻钩藤饮的变通方剂。针对本病患者肝阳上亢而设。方中用天麻、钩藤平肝熄风降逆；栀子、黄芩清降肝经亢热，以助平肝；益母草、川牛膝活血利水，引血下行；桑寄生、杜仲补益肝肾，合天麻、钩藤等以平肝之逆，夜交藤、朱茯神安神镇静。全方共奏平肝熄风、清热活血、补益肝肾、宁心安神之功效。

【点评】史老师积多年临床经验，遵古训"治风先治血，血行风自灭"，提出"通补"论治原则，并以调理阴阳，补虚泻实为大法。史老师多年治疗高血压病实践证明，本方有较好的平肝熄风、清热活血效果，在降压和防治高血压病靶器官损害，改善头晕、乏力、心烦、急躁易怒、失眠等症状的效果显著。

3. 自拟降压1号

【组成】生代赭石（先煎）20g　夏枯草20g　车前草20g　半夏15g　益母草15g

【功效】清肝潜阳、化痰降浊。

【主治】以痰湿热邪为主的肝风夹痰证

【用法】水煎服，每日两剂。连服两个月。

【加减】如失眠加夜交藤、合欢皮、生龙牡、珍珠母等；便秘者加全栝楼、决明子、当归、白芍；头痛剧烈加全蝎粉、僵蚕、潼、白蒺藜等；伴见心悸、心慌、脉数者加酸枣仁、柏子仁、生龙牡以养心安神。

【方解】方中代赭石善于平定上逆之挟血肝风，为君药；夏枯草清肝热，泻肝火；半夏除逆和胃，燥湿化痰；车前草健脾渗湿，脾湿去则痰消；痰浊阻滞，气血不行易成瘀血，配合益母草以活血化瘀行水。全方共奏清肝潜阳、化痰降浊之功效。

【点评】此方是史老师的经验方，对痰湿阻滞，肝阳上亢所致的高血压病疗效显著。本方妙在用益母草以活血化瘀行水，络脉通畅，血压自降。

【验案】张某，男，63岁。初诊：2010年8月17日晨。

患者自感头目眩晕，头胀而痛，易怒失眠，口苦胁胀，食少呕恶，小便赤涩。查体：血压18.4/12kPa，诊脉弦有力，舌质红、苔白腻。证属情志不遂，肝气横逆，木乘脾土，聚湿生痰，肝风上逆，痰火上冲，发为眩晕。治宜清肝潜阳，熄风降痰；用自拟降压1号：生代赭石20g，夏枯草20g，车前草20g，半夏15g，益母草15g。每日1剂，水煎温服，连服5剂。嘱其怡性情，戒恼怒，加调养。

二诊，诸症悉除，饮食大增，脉缓苔褪，可自散步，虑其年迈，肝肾不足，恐再复发，故于前方中加龟板、玄参各15g，以滋肾养肝之品，又进5剂，体康未再发病。

（付　强　整理）

标本同治，缓降血压

杨继荪

　　杨继荪，男，首批全国老中医药专家学术经验继承工作指导老师，1992年被国务院授予享受政府特殊津贴。曾先后任杭州市广兴联合中医院院长、浙江省中医院院长，浙江中医学院副院长、浙江省人大第五、第六、第七届常委，省科协副主席，省中医药高级技术职称评审委员会主任，浙江省人民政府首批授予主任中医师职等职。在学术和治学上推崇求实精神，强调理论联系实际，在审证求因、治病求本方面，思路开阔，尤其是对疑难杂症的诊治，显示其独到之处。对心脑血管病、呼吸、消化系统及老年病的诊治，根据"久病必瘀、久病入络"的观点，运用祛瘀疗法，以大剂量的活血行瘀药，阻截因病致瘀、因瘀致病、互为因果的不良循环，从而提高了临床疗效。从医三十余年，擅长内科临床，对高血压疾病的治疗有丰富的临床经验。

　　高血压病当属于中医的眩晕范畴，综合《黄帝内经》和《伤寒杂病论》对眩晕病机论述风、火、痰、虚外感内伤无不涉及，基本涵盖了引起眩晕的常见因素，这些病机的记述可以看作一个基础，此后的医家在此基础上多有发挥，见仁见智，使对眩晕病机的认识不断深入对诊断和方药的运用都起到了很好的指导作用。主张治晕责之于肝（"诸风掉眩，皆属于肝"），又不墨守于肝，治疗时根据心肾、阴阳、气血、痰火等病机变化，随证辨治，或清肝，或活血，或化痰，或补肾。根据多年临床经验，针对临床具体病症，常用以下四法，辨证施治。

一、益肾清肝活血法

　　临床常见一些高血压眩晕患者，症见头昏胀痛，腰膝酸软，苔黄，多伴有眼底动脉硬化，皆系肝肾阴亏，导致肝阳上亢、肝火上炎，熏蒸巅顶而发病，病机虚实夹杂。对于此类眩晕，主张以清肝活血（白菊花、夏枯草等）与益肾滋阴（生地黄、杜仲、牛膝等）法同用，标本同治，缓降血压，诸症遂去。

二、活血通络渗湿法

瘀证的一个重要标志是血黏度增高，临床上高血压患者大多血黏度增高，血供不足致虚、致瘀，累及脏器，影响心脑肝肾，实为高血压病的本质。对于此类眩晕，应把化瘀求本作为治疗高血压性眩晕的一个原则，常用丹参、地龙活血化瘀；夏枯草、白僵蚕熄风降压；半夏、泽泻化痰降黏。

三、祛痰泄热化瘀法

有些高血压患者素体肥胖，即使平时血压控制良好，也时常症见头重如蒙、眩晕频繁，且多伴胸闷恶心。此类患者因痰湿偏重，痰湿中阻，蒙蔽清阳，则清阳不升，浊阴不降，气机不利，而见上述诸症。无痰不作眩，治则化痰（浊）活血与清肝泻火兼施，以全栝楼、莱菔子清痰；白僵蚕、羚羊角熄风止眩；丹参活血、泽泻渗湿。

四、益肾补心活血法

高血压性心脏病患者时常头晕恶心，胸闷心悸，舌红边瘀苔白，脉细无力。此多为久病不愈，耗伤气血，心之气阴不足，胸失所养而头晕；久病及肾，肾精不足，髓海难盈，头昏脑鸣；阴损及阳，心肾阳气不足，缠绵不愈，阴阳两虚，气虚无力运行血脉，气滞血瘀，则心悸舌瘀。临证主张补益心肾、平肝活血，药用麦冬、石斛、五味子、杜仲补益心肾、滋阴生津；薤白温阳；石决明、菊花平肝潜阳以熄阳亢；川芎、丹参活血散瘀；郁金、枳壳理气消滞。

附：秘验方介绍

1. 益肾清肝汤

【组成】白菊花15g　夏枯草15g　牡丹皮10g　生地黄10g　桑生15g　杜仲15g　丹参10g　川芎10g　当归10g　牛膝10g

【功效】益肾活血、清肝养肝。

【主治】适用于肝肾阴亏，导致肝阳上亢、肝火上炎的高血压患者。症见头昏胀痛，腰膝酸软，苔黄。

【用法】水煎，每日1剂。

【加减】一般不作加减，坚持服用全方。

【方解】夏枯草、白菊花清肝降压；生地黄、桑寄生、杜仲益肾滋阴，滋肾阴以养肝阴；丹参、川芎、当归养血活血、行气通经络；牛膝活血补肾、引肝经热邪下行。决明子、羚羊角熄风止眩，丹参、川芎活血通窍，诸药组方，药到病去，疗效颇佳。

【点评】本方滋补肝肾与活血法并施，标本同治，缓降血压，尤其适合肝肾亏虚型老年高血压病患者。

2. 通络活血汤

【组成】川芎15g　丹参15g　地龙10g　白菊花10g　夏枯草10g　白僵蚕8g　茺蔚子8g　莱菔子10g　黄芩10g　泽泻10g　佩兰10g　半夏10g　厚朴10g

【功效】活血通络、熄风降压、化浊渗湿。

【主治】适用于高血压病合并高脂血症的患者。

【用法】水煎服，每日1剂。

【加减】可随症加减。

【方解】本方药用川芎、丹参、地龙活血通络为君；白菊花、夏枯草、白僵蚕清肝熄风，茺蔚子、莱菔子、黄芩、泽泻、佩兰、半夏祛痰化浊渗湿，共为臣；佐以厚朴燥湿下气消痰。诸药合用共奏活血、通络、渗湿之功效。

【验案】 曾治一高血压心脏病患者，头昏头晕，头面四肢时感麻木，口淡无味，苔黄腻，脉细。常服洛汀新及倍他乐克控制血压。检查发现三酰甘油偏高，心电图示心肌损害，诊断为高血压性心脏病，高脂血症。考虑此类患者属气滞血瘀，血脉痹阻，脑窍肢节失养而发病，加之脾虚生湿成痰，随风上扰清窍加重眩晕，投以通络活血汤，5剂后患者头晕减轻，去地龙、茺蔚子、莱菔子、半夏，加葛根、山楂肉、石决明，服7剂后症去。续服月余，配合服非诺贝特，三酰甘油逐渐降至正常。

【点评】 有些高血压病伴有高脂血症，后者可加重动脉硬化，使高血压病加重，本方活血通络，化浊渗湿，可使气血运行通畅，痰浊化解，血脂渐趋正常，从而有利于高血压病的治疗。

3. 祛痰降压汤

【组成】 全栝楼20g　莱菔子20g　羚羊角15g　白僵蚕10g　全蝎8g　龙胆草15g　决明子10g　丹参10g　川芎10g　黄芩10g　泽泻10g　牛膝10g

【功效】 祛痰化浊、清肝通络。

【主治】 适用于痰湿偏重，痰湿中阻，肝火上炎而见眩晕的患者。症见头重如蒙、眩晕频繁，伴胸闷恶心。

【用法】 水煎，每日1剂。

【加减】 随证加减。

【方解】 方中全栝楼、莱菔子清泄痰浊共为君药；羚羊角平肝泄热、熄风止眩；全蝎、白僵蚕化浊通络；龙胆草、决明子清泄肝热；以上五药与君药合用以达到化痰湿与清肝泄热并进；丹参、川芎活血祛瘀；黄芩、泽泻利水化湿；牛膝作为引经药引热下行，同时滋肾柔肝。

上药合用则眩晕遂除。

【点评】 本方是杨老先生的经验方，有些高血压病患者，平时血压维持较好，但身体肥胖，常自觉头痛头晕，胸闷呕恶，此为痰湿偏重，清阳不升所致，应用本方可获良效。

【验案】

孙某，身高166cm，体重83kg，行走困难，气喘吁吁，平素困倦易睡，头昏重如裹，食少寐多，苔白腻，血压最高曾达205/105mmHg，现服药血压控制在130～140/80～95mmHg之间。思虑其体丰湿盛，脾虚生痰，结合丹溪头眩以痰火立论的观点，投以祛痰降压汤。水煎服，日1剂。患者服7剂病情明显好转，血压降至130/90mmHg，后将此方栝楼加至30g配成丸药连服药3月，症状基本消失，血压平稳。

（贾晓敏　整理）

细辨阴阳虚实，
治在调补肝肾

钟　坚

　　钟坚，男，1969年毕业于浙江中医学院中医系，现为衢州市中医院主任中医师、浙江省名医，国家级名老中医，浙江中医学院兼职教授。2002年经国家人事部、卫生部、中医局审核，确定为第三批全国老中医药专家学术经验继承工作指导老师，兼浙江省中医学会理事、衢州市中医学会秘书长。近年来在国家及省级杂志发表论文二十余篇，获省市自然科学论文奖3次。主持的"活血化瘀法临床应用新进展"项目定为浙江省中医继续教育项目，2000年被评为市跨世纪学术带头人。从事中医临床及教学32年，能取中西医之长治疗疑难杂症，擅长治疗心血管疾病、急性感染性发热、胃肠疾病和急慢性咳嗽。治疗冠心病以《黄帝内经》"上古天真论"为指导从脾肾论治，获效显著，使一些心肌硬化、心功能差的患者症状得以缓解，体症得以改善。

　　在中医看来，高血压病主要病位在肝，凡与肝有关的脏腑往往与高血压病有关。如肝与肾为子母脏，肝体依赖于肾水的滋养，肝阳亢，多因肾水不足所致。故高血压病常为本虚标实。本虚为肝肾阴虚，标实为肝阳亢、肝火盛，临床多表现为上盛下虚。再如肝与心为母子脏，肝寄相火，心为君火，火与火同性相求，两者相互影响，心肝之火皆可损伤肾阴，造成阴虚阳亢，最终造成阴阳两虚。正所谓"孤阴不生，孤阳不长"。因此总结出高血压的病因为风、火、痰，主要为风。病位在肝、肾、心。主体在肝，其本在肾。因此在治疗高血压病时，要仔细辨明虚实阴阳。其将高血压病分为如下几型，并依型治疗。

☪ 一、肝阳亢盛型

　　主要表现为经常头痛，位于太阳穴、颞部或巅顶。呈钝痛性质，常伴眩晕，面色时现潮红，情绪易激动，舌红脉弦。肝为刚脏，体阴用阳，其性喜条达，郁则化风、化火。火郁日久，肝阴耗损。阴不足则阳有余，势必造成阳亢。

治疗用平肝熄风法，可用镇肝熄风汤。但此方潜阳有余，而滋阴不足。对于阴虚阳亢者，要加大养阴药的使用。常用药物有：石决明、草决明、生龙骨、生牡蛎、代赭石、玄参、白芍、生地黄、杜仲、川楝子、茵陈、怀牛膝、全蝎、蜈蚣、炙甘草等。

二、水不涵木型

主要表现为病程长，头痛、眩晕时作时止，耳鸣眼花，五心烦热，口渴咽干，精神萎靡，体力虚怯，腰痛较重，大便或秘，舌红少润，脉弦细或细数。此为肾阴亏虚，水不涵木，肝阳上亢，则头晕耳鸣，阴虚生内热，热蒸于里，故五心烦热，阴津亏虚，则口渴咽干，精神萎靡。

治疗用滋水涵木法，用大补阴丸或杞菊地黄汤加减。以头晕为主者，则可用滋阴清阳汤。常用药物有：生地黄、白芍、麦冬、石斛、桑寄生、山茱萸、牡丹皮、菊花、桑叶、石决明、草决明、柴胡、薄荷、灵磁石等。

三、心肾阴虚型

除有阴虚高血压共有的症状外，失眠症状比较严重。此乃肾水亏于下，不能上济心火，心火偏亢，煎灼阴津，阴津暗耗，心阴不足，心失所养，则心烦不寐，失眠严重。

治疗用育阴潜阳、宁心安神法。方用建瓴汤加减。常用药物有：生地黄、熟地黄、白芍、怀山药、怀牛膝、生龙齿、珍珠母、柏子仁、炒酸枣仁、麦冬、远志、琥珀粉等。

四、肾阳虚衰型

主要表现为面色少华，语言无力，形寒肢冷，腰腿酸软，大便溏软，小便清长且频，舌淡苔白润，脉沉迟弱。肾为先天之本，温养脏腑组织，肾阳虚衰，不能温煦肌肤，则面色少华，形寒肢冷。

肾阳虚者治用金匮肾气丸加二仙汤及巴戟天、补骨脂等。若阳虚症状明显，尺脉弱，舌有津液，不论舌苔黄白，都可重用肉桂、附子。若阳虚症状不重，可少用肉桂、附子，重用黄芪。有痰湿者则为脾肾俱虚，可用半夏天麻白术汤加温阳之品。头刺痛明显者加活血药如桃仁、红花等活血化瘀。

对于高血病的患者，血压增高是共性，但就每一个人来说，又都有其个性。从现代医学角度观察，每一位高血压患者都有很复杂的神经体液调节失调的因素，不可能千篇一律，因此治疗高血压要辨治施治，因人而异。

附：秘验方介绍

1. 温阳通络汤

【组成】熟附片10g　生黄芪20g　桂枝10g　白芍12g　川芎30g　蔓荆子10g　薄荷6g（后下）　细辛6g　藁本10g　水蛭3g　全蝎2g　蜈蚣3g　红花10g　三七粉3g（冲）

【功效】温阳益气、活血通络。

【主治】用于肾阳气虚弱，血脉运行不畅，瘀血阻络型高血压病患者。症见面色少华，形寒肢冷，腰腿酸软，大便溏软，小便清长且频，舌淡苔白润，脉沉迟弱。

【用法】水煎服，每日1剂，连服3～6个月。

【加减】若头刺痛明显者可加桃仁、红花等药；若阳虚症状明显，可重用肉桂、附子等药。

【方解】方中熟附片入肾，且性走窜，能温一身之阳气，重在补肾中真阳，直接发挥温肾阳的作用，故为君药；黄芪气微温，可升可降，阳中之阳也，乃补气之圣药，与君药合用使温补作用增强；桂枝温经通痹，与黄芪配伍，益气温阳，和血通经；芍药养血和营而通血痹，与桂枝、黄芪共为臣；川芎、红花、三七粉活血、化瘀、行气，气行则血行；水蛭、蜈蚣、全蝎合用增强破血、逐瘀、通经之功；细辛通窍止痛；蔓荆子、薄荷清利头目，共为佐药。而藁本直入巅顶，引药上行入清窍，为使。诸药合用肾阳得温，清窍得养。

【点评】本方围绕温通肾阳，益气活血立法，肾阳复则五脏六腑得以温养，瘀血祛则经脉通畅，在仔细辨明虚实阴阳基础上应用本方，对此证型患者收效甚捷。

【验案】某男，60岁。

因患高血压10年，一直用心痛定治疗，血压时高时低。近1月来头痛明显，常于睡眠时出现，血压一般在22.61/13.3kPa左右，伴畏寒膝冷，口干喜热饮，夜尿频多，腰痛乏力，活动后诸症可以稍减，舌质黯，苔薄白，脉沉细，尺无力。此属肾阳气虚弱，血脉运行不畅，瘀血阻络，清窍失养。治宜温阳益气，活血通络。药用温阳通络汤，患者服21剂病情明显好转，血压降至17.96/11.31 kPa，后将此方黄芪加至30g配成丸药连服药3月，症状基本消失，血压平稳。

2. 滋阴清肝汤

【组成】桑寄生30g　熟地黄30g　菊花20g　山茱萸（制）20g
石斛20g　牡丹皮15g　泽泻15g　灵磁石15g

【功效】滋肾、养肝、清肝。

【主治】用于肾阴亏虚，水不涵木，肝阳上亢型患者。

【用法】水煎服，每日1剂。

【加减】一般随症加减。

【方解】方中桑寄生补肝肾之不足；熟地黄滋补肾阴，与桑寄生共为君药，以增强滋补肾阴之功；菊花辛、苦、甘、微寒，善清利头目、宣散肝经之热，平肝明目。山茱萸、石斛滋补肝肾阴，为平补之品；熟地、山茱萸肉、石斛三味，既能五藏兼入，又能将诸藏之气，尽行纳入肾藏；泽泻利湿泄浊，可防熟地黄之滋腻恋邪；阴虚阳失所制；丹皮清泄相火，并制山茱萸之温；灵磁石平肝益肾、潜阳纳气，上药合用才能达到滋肾、养肝、清肝的目的。

【点评】此方是以六味地黄丸的加减而成，滋肾阴以平肝阳，针对疾病的根本进行辨证论治，疗效显著。

（杜言辉　整理）

用药精当，诸眩可消

郭维琴

郭维琴，女，1940年出生，北京中医药大学东直门医院教授、主任医师、博士研究生导师，原北京中医药大学东直门医院院长，中华中西医结合学会北京分会副会长，第一届卫生部进口天然药专家委员会副主任委员，第七届卫生药典委员会委员；第四届北京中西医结合会副主任委员；卫生部药物保护品种委员会委员；全国中医药学会养生保健学会常务理事；中华中医药学会理事。出身于中医世家，自幼随先父著名中医心血管病专家郭士魁先生学习。1959年就读于北京中医药大学，深得名师指导，1965年毕业。大学毕业后的三十多年来一直潜心致力于心血管疾病的医疗、教学、科研工作。继承了先父经验，并潜心钻研古今医典，吸取现代医学之对内科心血管病及内科疑难杂症有独到见解及治疗方法，尤其对冠心病、心绞痛、心肌梗死、心肌炎、心肌病、心力衰竭、心律失常、高脂血症、动脉硬化、风湿病、各种心脏病引起的心功能不全、头痛、失眠等，有丰富的临床经验，有一定社会影响。

在临床中常常把高血压病分为6个证型，分别来用药遣方：

1. 肝火上扰　症见头晕头痛，烦躁易怒，恼怒之后头胀痛加重，面色潮红，耳鸣如潮，噩梦多，口干口苦，溲黄便干，舌红、苔薄白，脉弦数。治宜平肝潜阳，清泻肝火。药用天麻钩藤饮加减，火热重者用龙胆泻肝汤加减。加减：噩梦多者加生龙骨、生牡蛎、远志、柏子仁以镇静安神；胁肋胀痛者加川楝子、赤芍、白芍、延胡索以疏肝止痛；大便秘结者加大黄苦寒泻下。

2. 痰湿中阻　症见眩晕，头重如裹，昏昏沉沉，胸闷，脘腹满闷，恶心食少，嗜睡，舌苔白腻，脉滑。治宜燥湿化痰、健脾和胃。药用半夏白术天麻汤加减。加减：恶心呕吐者予旋覆代赭汤合方以和胃降逆；脘腹胀闷，食欲不振者，加白豆蔻、砂仁、炒莱菔子以芳香化湿，醒脾开胃，理气消胀；头脑昏沉者加川芎以辛温走窜，交通上下。

3.瘀血阻络　症见头痛伴眩晕，重则头跳痛，刺痛难忍，记忆力减退，口干不欲饮，舌暗淡或有瘀斑、苔薄白，脉弦。治法：活血化瘀。方药：通窍活血汤加减。头晕者加钩藤、菊花、茺蔚子以平肝活血；舌暗有瘀斑者加土鳖虫、蜈蚣、全蝎以活血祛风。

4.精血不足，虚风内动　症见头晕目眩，耳鸣如蝉，肢体麻木，筋惕肉瞤，手抖，记忆力减退，五心烦热，舌暗红、苔薄白，脉沉弦或沉细弦。治宜滋阴潜阳通络。药用镇肝熄风汤加减。手抖头摇者加羚羊角粉、石决明以镇肝熄风，失眠者加珍珠母、夜交藤、生龙齿以镇静安神；肢麻筋惕肉瞤者加鸡血藤、木瓜、地龙以养血活络；舌淡、五心烦热者加鹿角胶、鳖甲、阿胶、当归以滋阴养血除虚热。

5.肝肾阴虚，肝阳上亢　症见头晕伴头痛，两眼视物模糊干涩，耳鸣如蝉，腰酸腿软，盗汗，舌质红、苔薄白或少苔，脉沉细弦或沉弦数。治宜滋补肝肾，平肝潜阳。药用杞菊地黄丸加减。头晕耳鸣者加生龙骨、生牡蛎以平肝潜阳；五心烦热、舌红者加知母、地骨皮以滋阴清热；记忆力减退、腰酸腿软者加龟甲、鹿角胶、杜仲、桑寄生以补肾填髓、壮腰膝。

6.脾肾阳虚　症见头脑皆昏沉不清，困倦欲睡，疲乏无力，食欲不佳，食后胀满，大便溏薄，进冷食后易腹泻，时有腹痛，胃寒肢冷，夜尿频，夜尿多但排尿不爽，时有下肢水肿，舌淡体胖有齿痕、苔白腻，脉沉无力。治宜温补脾肾，化湿利水。药用真武汤加减。精神不振，嗜睡者加郁金、石菖蒲、砂仁以化湿、开窍、醒脾；乏力、腹泻、脘腹胀满者加党参、炙黄芪、苍术、补骨脂、肉豆蔻、茯苓、厚朴以健脾补肾、燥湿止泻；夜尿频、小便不爽者加补骨脂、菟丝子、山茱萸、桑螵蛸、金樱子、小茴香、荔枝核以补肾缩尿；水肿甚者加干姜、桂枝、车前子、猪苓、泽泻以温阳利水；头眩昏沉不清者加钩藤、葛根、川芎、丹参以活血升阳。

附：秘验方介绍

1. 祛湿化痰清窍汤

【组成】天麻10g　半夏10g　白术10g　茯苓15g　厚朴10g　钩藤15g　苍术10g　川芎10g

【功效】燥湿化痰、健脾和胃。

【主治】痰浊中阻型高血压病。症见眩晕，头重如裹，昏昏沉沉，胸闷，脘腹满闷，恶心食少，嗜睡，舌苔白腻，脉滑。

【用法】水煎服，每日1剂。连服1个月。

【加减】一般随症加减。

【方解】方中以半夏燥湿化痰、降逆止呕，天麻平肝熄风而止头眩为君；白术运脾燥湿，茯苓健脾渗湿为臣；厚朴理气化痰，苍术燥湿化痰，川芎、钩藤相须为用上达头目，行气活血，化痰熄风，以上4味共为佐使药。诸药相伍，共奏燥湿化痰、健脾和胃之功。

【点评】本方在半夏白术天麻汤的基础上化裁而来，注重升清阳降浊阴清阳得升，浊阴得降，诸病向愈。

【验案】李某，男，74岁。

头晕反复发作十多年。被确诊为高血压病后，未正规服用降压药，症状加重时才服用。近1个月来头晕伴沉重感，昏蒙如有物包裹，食欲不佳，恶心，食后胀满，乏力，便溏（每日2～3次），舌淡胖有齿痕、苔白腻，脉濡。血压170/90mmHg。1个月来坚持服硝苯地平缓释片，每次1片，每日两次；倍他乐克12.5mg，每日两次。辨证：脾虚运化失职，痰湿中阻，清阳不升，浊阴不降。治法：健脾和胃，祛湿升清。处方：天麻10g，钩藤15g，法半夏10g，白术10g，党参15g，茯苓15g，厚朴10g，苍术10g，川芎10g，竹茹10g，荜澄茄10g，炒莱菔子10g，7剂。复诊时，头晕减轻，恶心消失，仍头沉，食欲不佳，食后胀满，乏力，便溏（每日1～2次），舌胖有齿痕、苔腻略变薄，脉沉，血压150 / 80mmHg。上方去竹茹，加黄芪15g，车前子（包）15g，补骨脂10g，继进7剂。三诊时，药后头晕消失，头脑清爽，乏力、胀满减轻，食欲略增，大便仍不成形（1～2次 / 日），舌胖大有齿痕、苔白腻，脉沉。血压140 / 80mmHg，原方继服7剂。

2. 温阳醒神降压汤

【组成】茯苓10g　白芍10g　白术15g　制附子10g　郁金10g　石菖蒲15g

【功效】温阳利水。

【主治】脾肾阳虚型高血压病。症见头脑昏蒙，困倦欲睡，疲乏无力，食欲不佳，食后胀满，大便溏薄，进冷食后易腹泻，时有腹痛，胃寒肢冷，夜尿频，夜尿多但排尿不爽，时有下肢水肿，舌淡体胖有齿痕、苔白腻，脉沉无力。

【用法】水煎服，每日1剂。连服1个月。

【加减】头重不爽，站立不稳，胸闷呕恶，苔滑腻，加制南星；难于入寐，呕恶不食，上方加远志、炒枣仁。

【方解】白术、茯苓两药并行培土制水，附子温壮肾阳，"釜底加薪"使散者散，利者利，健者健，已停湿邪得以排出。郁金、石菖蒲以化湿、开窍、醒脾。诸药配伍，温脾肾，利水湿，共奏温阳利水之效。

【点评】本方在真武汤的基础上化裁而来，巧用郁金、石菖蒲，共达开窍醒脾之功。

3. 益肾降压汤

【组成】枸杞子15g　菊花10g　熟地黄10g　山茱萸15g　牡丹皮10g　山药20g　茯苓15g　泽泻12g　地骨皮10g　鳖甲15g

【功效】滋肾养肝、平抑肝阳。

【主治】肝肾阴虚、肝阳上亢型高血压病。症见头晕伴头痛，两眼视物模糊干涩，耳鸣如蝉，腰酸腿软，盗汗，舌质红、苔薄白或少苔，脉沉细弦或沉弦数。

【用法】水煎服，每日1剂。连服1个月。

【加减】头偏痛昏沉，呕恶不食，上方加柴胡、钩藤，时时呕吐痰涎，伴心悸，加郁金、虎杖、益母草。

【方解】由六味地黄丸加枸杞子、菊花、地骨皮、鳖甲而成。中医认为：肝开窍于目，肝血上注于目则能视。枸杞子补肾益精、养肝明目；菊花善清利头目，宣散肝经之热，地骨皮、鳖甲两药相须为用功达滋阴清热之功效。10种药物配伍组合共同发挥滋阴、养肝、明目的作用。

【点评】本方是在杞菊地黄丸的基础上加味而来，杞菊地黄丸可滋肾养肝，更加鳖甲与地骨皮可滋阴清热，平抑肝阳。

（都业馨　整理）

调和阴阳，
眩晕可愈
李英杰

李英杰，男，汉族，1939年生，河北深州人。衡水市中医院名誉院长，主任中医师，衡水市中医学会名誉会长，河北省首届名中医。河北省中医药学会第四届理事会理事，河北省中医专业高级技术职务任职资格评审委员会委员。1996年荣获"河北省中医院建设优秀院长"称号。李英杰在心血管病治疗方面，注重调理气机，认为此类疾病的发生多与气血失调有关，轻则气虚血虚、重则阴虚阳虚，继而引起气血失调，气虚生痰，血滞成瘀，治疗针对不同情况分别给予益气、养阴、补血、温阳、活血、安神等法治疗。他不但注重心本脏的气血阴阳变化，还充分考虑心与肺、肝、脾、肾、胆等脏腑的关系，运用脏腑相关理论治疗心血管疾病。

一、脏腑阴阳失调，必然导致气血失调

血压升高是机体阴阳的动态平衡失调所致。唐容川谓"人之一身，不外阴阳，而'阴阳'二字即是水火，'水火'二字即是气血"。故脏腑阴阳失调，必然导致气血失调。因气为血帅，血行紊乱，又碍气机之升降，故治疗需调气与和血两相配伍，气调则血和，血和气亦顺。即"谨守病机，各司其属，疏其血气，令其条达，而致和平"，从根本上消除高血压病发生、发展的内在原因。

高血压病初期大多始于肝，进而影响于脾，最后归结于肾，属"阴虚阳亢"者为多，此为中医辨证的一般规律，但不能将高血压病与"阴虚阳亢"等同起来，必须全面正确地认识高血压病的病因病机。从其发病过程来看，一般初起及中青年患者以阳亢居多，逐渐发展为阴虚阳亢，久病不愈又可见阴虚为主，阳亢为标，多属暂时性；阴虚为本，常为重要的后果。标实与本虚互为对立，影响和联系。一般病程不长、年

壮体实、标证为急者，多以治标为主；久病本虚明显、年龄较大者，则以治本为主。高血压病总的病机为阴阳失于平衡，治疗应辨明患者体质阴阳虚实，探求成病的原因和有无其他兼症，以协调人身阴阳水火之失，使其归于平衡为期。正如其反复教导学生们的"医之与药，犹工之与器，工欲善其事，必先利其器；医欲治愈病，必先达其药"是也。

二、辨证论治

经过多年的临床经验，常把高血压病归纳为以下几型：

1.肝郁化火型 《素问·生气通天论》谓"阳气者，烦劳则张，精绝"，此言阳气因烦劳过度，兴奋太过，动其五志之火，暗伤其阴精，阴虚于下，阳实于上而气血上逆；清·高鼓峰《医家心法》云"眩晕之病，悉属肝胆风火"；金·刘完素主张眩晕的病因病机应从"火"立论。肝主疏泄，为风木之脏，体阴用阳，阴常不足，阳常有余，易致阴阳失调。长期恼怒忧思以致肝失疏泄，出现肝气郁结而致气血失调，肝气郁结日久化火则见口苦烦躁，小便黄，大便干或秘结等；肝郁乘脾则见纳呆、倦怠乏力。病位在肝、脾，为本虚标实之证。此类患者应治以疏肝健脾、清解肝热。

由于高血压患者多为阴虚阳亢之体，故调气应避免香燥辛散，和血多用凉润和平，忌破血。即以疏肝为主，以四逆散从肝脾气郁入手，加味逍遥散治疗肝郁脾虚，肝脾同病则肝脾并调。

2.肝阳上亢、脾肾两虚型 张景岳认为"眩晕一证，虚者居其八九"；叶天士谓"肝为风木之脏，体阴而用阳，其性则刚，主动主升，全赖肾水以涵之，血液以濡之，则刚劲之质，化为柔和之体，遂其条达畅茂之性，何病之胡？倘肾阴有亏，水不涵木，则血燥热而风阳上升，窍络阻塞，头目不清，眩晕跌倒，甚则昏厥"。《素问·至真要大论》云"诸风掉眩，皆属于肝"。肝为肾之子，肾水不足，不能涵养肝木，则虚风上扰，故见眩晕。肾中之水火俱虚，火不归宅，虚阳浮越于上，则表现为肾阳虚证候，症见头目昏眩，浑身冰凉，夜尿频多。病位在肝、肾，为本虚标实之证。治以平肝潜阳，健脾补肾。阴阳两虚者，治疗若拘泥于苦寒清火或滋阴潜阳之法，则更损真阳，致使阴阳更失平衡，反使病情加重。黄精、茯苓、泽泻补中、益脾胃，五脏之气皆禀胃气以生，胃气盛则五脏皆实，实则安，脏安则气血精三者益盛；利水燥湿则脾得所养，脾得所养则五脏皆得所养，即通过补脾而补肾。

☯ 附：秘验方介绍

1. 加味逍遥散

【组成】柴胡10g　当归10g　炒白芍15g　炒白术15g　茯苓15g 丹皮10g　炒栀子10g　炙甘草10g　枳实10g

【功效】疏肝健脾、清解肝热。

【主治】肝郁化火、脾虚型高血压病。症见头目昏眩，纳呆、倦怠乏力、口苦烦躁，小便黄，大便干或秘结等。

【用法】水煎服，每日1剂。

【加减】气虚加人参以补益；血虚加川芎以补血。

【方解】柴胡疏肝为君，芍药配柴胡益阴养血调肝，柴芍并用调整阴阳，调整其疏泄藏血之平衡。当归既能养血又能活血，合柴胡有疏通气血的作用。白术、茯苓作用于脾，均有除湿散水作用。白术燥湿以中焦为主；茯苓渗湿利小便，使水湿从下而走，即上焦开宣，中焦芳化苦燥，下焦淡渗，所谓分消走泄是也。丹皮泻血中伏火，栀子泻三焦之火，导热下行，兼利水道。枳实配柴胡一升一降，是调理肝脾气机的常用组合。枳实配芍药，又是一个常用组合，枳实行气，调气为主，有时通过行气导滞，可以解决气血郁滞；白芍可以调血，作用于血分，既有益阴养血作用，也有一定活血作用。

【点评】本方是宋代明方逍遥散与仲景名方四逆散加减而成。前者重在疏肝解郁、养血健脾；后者偏于疏肝理气解郁。本方以疏肝理气为主，佐以清肝火、补脾气、养血渗湿，肝脾同病则肝脾并调。

【验案】何某，女性，46岁。

2009年6月22日初诊。头晕两天。患者于两天前因劳累复又生气后突然出现头晕、头胀、无恶心呕吐及肢体活动障碍，在单位医务室测查BP：190/145mmHg，予硝苯地平薄膜衣片含服后头晕减轻，遂前往北京协和医院就诊。经检查未见异常。现症：时有阵发性头晕，头胀，晕时大汗淋漓，汗出冰冷，眼干，急躁易怒，倦怠乏力，畏寒，食欲不振，神情焦虑，小便黄赤，大便偏干，夜寐不实。既往体健。体格检查：BP150/95mmHg，形体偏胖，面红目赤，舌红苔薄黄脉弦滑数。实验室检查：空腹血糖5.5mmol／L，三酰甘油1.79mmol／L，胆固醇5.52mmol／L。肝、肾功能正常。西医诊断为高血压病I级。中医诊断为眩晕；辨证属肝郁化火、肝脾阴虚。

方选加味逍遥散加味：柴胡10g，当归10g，炒白芍15g，炒白术15g，茯苓15g，丹皮log，炒栀子10g，枳实log，生姜10g，薄荷9g，大枣10g，女贞子10g，酸枣仁20g，夜交藤15g，石菖蒲10g，远志10g，生龙骨、生牡蛎各20g，甘草10g。

二诊（2009年6月29日）：患者头晕明显好转，右胁不适，焦虑减轻，精神明显好转，睡眠改善，舌淡稍暗苔薄黄脉弦细。BP120～140／80～90mmHg。上方改炒白芍20g，加青皮10g，佛手10g。

三诊（2009年7月8日）：头晕基本缓解，诉腰痛，白带多，色黄，有异味，无少腹坠胀及疼痛。舌淡稍暗苔薄黄脉弦细。BP120～130／75～85mmHg。上方加白花蛇舌草15g，炒杜仲15g，予10剂以善后。

2. 平肝健脾益肾降压汤

【组成】夏枯草15g　菊花15g　钩藤10g　赤芍10g　川芎12g　怀牛膝10g　地龙15g　葛根10g　石菖蒲10g　丹参15g　黄精10g　泽泻15g　茯苓15g　焦三仙各10g　鸡内金10g　淫羊藿10g　甘草10g

【功效】平肝潜阳、健脾补肾。

【主治】肝郁化火型高血压病。症见纳呆，倦怠乏力，口苦烦躁，小便黄，大便干或秘结等。

【用法】水煎服，每日1剂。

【加减】阴精不足，宜滋补肾阴，加用枸杞、熟地、女贞子；头晕心悸，胸脘痞闷，宜健脾除湿，加陈皮、谷麦芽。

【方解】夏枯草清热泻火，平肝降压；菊花质轻气凉，轻清走上，能清肝泻火，平降肝阳；钩藤善于清肝热，平肝风，舒筋脉，除眩晕；牛膝苦平降泄，性善下行，能使头部和上半身的血液"下行"，从而减轻头部充血，与钩藤合用，清上引下，降血压甚效；地龙咸寒，以下行为主，清热熄风，通络止痉；石菖蒲开心孔，补五藏，通九窍；淫羊藿甘温，补肾助阳，祛风除湿，降血压；赤芍、川芎、丹参入血分，赤芍味苦，性微寒，入肝经，泻肝火，活血散瘀；川芎辛温香窜，走而不守，能上行巅顶，下达血海，旁能四肢，为血中之气药，有活血行气、祛风止痛之功；丹参，《本草汇言》谓"善治血分，去滞生新，调经顺脉之药也"；黄精，其色正黄，味厚气薄，滋肾润肺，补益脾气。伏苓益脾胃而利小便，水湿均消；泽泻咸能入肾，甘能入脾，寒能去热，盖淡渗利窍之药也。黄精、茯苓、泽泻通过补中、益脾胃而补五脏，即通过补脾而补肾；焦三仙、鸡内金生发胃气，健脾消食，健脾运以助脾胃虚弱，体现时时顾护脾胃的治疗思路。

【点评】本方是李老师的经验方。本方融平肝、活血、健脾、补肾于一炉，认为五脏之气皆禀赋于胃气，胃气盛则五脏皆实，实则安，五脏安则气、血、精三者皆盛；利水燥湿则脾得以运化，脾得以运化则五脏皆得所养，即通过补脾而补肾，可谓本方一大特色。

【验案】李某，男性，82岁。

2009年2月27日初诊。头晕十余日。患者因春节期间劳累、饮食不节后出现3次发作性头晕脑涨，血压最高达220／105mmHg，当地医生予"心痛定"含服后缓解。发作时无肢体活动障碍及恶心呕吐等症。现症：间断头晕，头沉，倦怠乏力，食欲不振，夜寐不安，畏寒，浑身冰凉。既往体健。体格检查：BP160／100mmHg，舌暗红舌体胖大苔薄黄脉弦滑，双肾区无叩击痛，双下肢无水肿。实验室检查：肝、肾功能正常；肝、胆、脾、胰、双。肾B超未见异常；心电图大致正常；三酰甘油1.87mmol／L，胆固醇6.52mmol／L。西医诊断为高血压病Ⅲ级。中医诊断为眩晕；辨证属肝阳上亢，脾肾两虚。

方以平肝健脾益肾降压汤：夏枯草15g，菊花15g，钩藤10g，赤芍10g，川芎12g，怀牛膝10g，地龙15g，葛根10g，石菖蒲10g，丹参15g，黄精10g，泽泻15g，茯苓15g，焦三仙各10g，鸡内金10g，淫羊藿10g，甘草10g。

二诊（2009年3月9日）：头晕好转，患者诉其将"人参"粉碎后每日服用已3年。BP145～155／85～95mmHg，舌暗红苔后部黄厚脉弦滑。上方去淫羊藿，加炒栀子10g，薏苡仁20g。

三诊（2009年3月24日）：患者头晕明显减轻，现偶有头晕，仍感浑身冰凉，夜尿多，精神明显好转，食欲转佳，BP120～135／80～90mmHg，舌暗稍红苔薄黄脉弦细。上方加山药20g，炒杜仲15g，桑寄生10g。予10剂以善后。

（王　钰　整理）

治从肝脾肾
用药有专攻

孙兰军

孙兰军，女，1946年生。1970年毕业于天津医科大学本科，1978—1981年天津市西学中学习班毕业，1988—1992年天津职业大学外语系毕业。曾任天津中医药大学第二附属医院内科部主任、急症部主任、教研室主任。现任心内科主任、主任医师、教授、首席专家，享受国务院特殊津贴专家，博士生导师。任中国中西医结合学会常务理事，心血管专业委员会主任委员，曾被授予"八五""九五"先进个人称号，天津市优秀教育工作者及天津市优秀教师称号。完成中管局课题1项，天津市科委课题2项，天津市卫生局课题2项，天津市教委课题1项，参加"八五""九五""十五"攻关课题各一次，国家自然基金课题1项，天津市重中之重课题1项，天津市自然基金重大课题1项，获国家中医药管理局科技进步二等奖1项，天津市科技进步三等奖2项。2007年获中国中西医结合学会科技进步奖三等奖，2007年获全国卫生工作先进个人。

一、以肾为基础，从肝脾论治

高血压病的病机会随着该病病程的发展而有所变化。在高血压病的初期，则以肝脾气郁，痰浊上犯为病机关键。无论是情志失和，还是饮食不节，最后都会影响到肝的疏泄功能。肝失疏泄，气机运行失常，易损脾胃。若肝失疏泄，脾气不升，则水谷精微不能运化，气血则化生无源，则可出现头晕目眩、神疲乏力等症。脾失健运，痰湿内生，痰湿上蒙清窍，则发为眩晕。随着病情的发展，气郁、痰阻日久必然伤及血脉，血行不畅，出现血瘀证的各种表现。肾为肝之母，脾肾乃相克之脏，肝、脾气血不和，则久病必然及肾，造成肾的阴阳失衡，肾阴虚则肝阳上亢，肾阳虚则脾阳不振。

在高血压疾病的治疗方面，孙老调肾基础上尤重从肝脾论治，善用平肝熄风、健脾化痰等方剂，结合西药治疗，对于证属肝肾阴虚、肝阳上亢者，用自拟降压清心方，痰浊中阻型高血压病用自拟健脾化痰汤，肝风内动高血压病用自拟熄风清窍汤（详见附：秘验方介绍）。取得了满意的疗效。

在具体应用时，可根据临床表现随证加减：如伴有口苦、咽干、情绪急躁易怒、苔黄、脉弦数等心肝火旺表现者，加用黄芩、磁石、生地等凉肝泻火；伴有胸闷不舒、心悸、舌黯苔白、脉弦等心脉不畅者，加用丹参、川芎、桃仁、红花等活血化瘀；伴有头痛、肢麻甚则行走不稳、四肢颤动等肝风内动者，加用生龙牡、琥珀粉、钩藤等平肝熄风；伴有夜寐不安、精神恍惚等心神失养者，加用百合、酸枣仁、远志、夜交藤等养血安神；伴有明显腹胀、纳差、苔腻、脉滑等胃肠气滞者，加用焦三仙、砂仁等理气化滞。

此外，高血压病在血脉，脉道不利是其主要病理改变，因此通脉活血、理气化瘀应贯彻治疗的始终，即便没有明显的血脉瘀滞征象，也应该加用通脉活血之品。

二、立足肝、脾、肾三脏，善于应用对药

结合高血压病的轻、中、重分级及病程的长短，立足肝、脾、肾三脏，应用对药进行高血压病的针对性治疗。

1.天麻与钩藤　天麻与钩藤相配伍，为治疗肝风上扰型高血压病的重要药对之一。二药味甘性凉，皆入肝经，相互伍用，可平肝熄风，定惊通络，为天麻钩藤饮之君药，有"平肝熄风降逆"之意。高血压病患者多有头痛眩晕、失眠多梦、舌红苔黄等肝风上扰的表现。天麻与钩藤配伍应用，具有平肝熄风的作用。现代药理表明，天麻提取物可降低血管阻力，具有降压作用。钩藤碱对各种动物的高血压都有良好的降压作用。另外，天麻与钩藤均具有降脂抗凝作用，可以有效预防中风的发生。

2.龙骨与牡蛎　龙骨甘涩平，《神农本草经》载"龙骨味甘平，

主……惊痫癫疾狂走"。牡蛎咸寒，有潜阳补阴、重镇安神作用，《海药本草》载"牡蛎主……惊痫"。高血压患者出现头目胀痛、耳鸣面赤、烦躁易怒，主要是肝阳上亢所致。龙骨、牡蛎二药同用，为镇肝熄风之要药，适用于肝阳上亢型高血压病。动物实验表明：龙骨与牡蛎具有明显的镇静、降压、抗惊厥作用。同时，牡蛎多糖又具有降血脂、抗血栓等作用。

3.车前子与汉防己　车前子甘微寒，利尿渗湿明目。汉防己苦寒，利水消肿，《本草拾遗》载防己"主水气"。二药同用，功擅利水，对高血压病伴下肢水肿、视物模糊，以及高血压性心脏病、肾性高血压、急性青光眼引起的高血压均具有良好疗效。车前子酸具有显著的利尿作用。粉防己碱能明显增加尿量，扩张血管，降压，抗心律失常。同时，防己碱还有促进纤维蛋白溶解，抑制凝血酶，以及心肌保护作用。

4.川牛膝与泽兰　川牛膝甘酸平，擅长活血祛瘀，引血下行。泽兰苦辛温，功专活血利水，利水消肿。若高血压病患者为瘀阻清窍所致，症见头面红赤、语言謇涩、偏身麻木、活动不利、肢体肿胀、舌黯、脉涩，治宜活血利水、引血下行。川牛膝与泽兰同用，相辅相成，直中其病机。实验研究表明，川牛膝与泽兰的水煎剂可对抗体外血栓，抑制凝血系统，对于中风后高血压病患者具有良好疗效。

5.柴胡与白芍　柴胡苦辛微寒，擅疏肝解郁。白芍苦酸微寒，专柔肝敛阴，平抑肝阳。此药对出自《局方》逍遥散，柴胡为君，白芍为臣，同入肝经，使肝气得以条达，肝血得以充养。高血压病患者如有头晕目眩，两胁作痛，口干神烦，月经不调，乳房胀痛，脉弦而虚等为肝郁血虚证候。柴胡、白芍相伍，为疏肝养血之要药，适用于肝郁血虚型高血压病。现代药理证明，柴胡皂苷具有中枢性降压作用，白芍水煎剂可以缓解高血压引起的血管痉挛性头痛。此外，白芍中的没食子酸乙酯还具有抗血栓和抗血小板凝聚作用。

6.决明子与夏枯草　决明子甘苦微寒，擅清肝热。夏枯草苦寒，清肝泻热明目，《滇南本草》载"夏枯草……清肝热，行经络"。高血压病患者出现头痛目赤，两目干涩，口干口苦，烦躁便秘，舌红苔黄，脉弦数等症状为肝火上炎。决明子与夏枯草二药共用，可清肝泻热，通便明目，适用于伴有上述症状的肝火上炎型高血压病。动物实验证明，决明子与夏枯草的水浸液对高血压型大鼠均具有明显的降血压作用。另外，决明子水浸液还降低血清三酰甘油和胆固醇的作用。

☺ 附：秘验方介绍

1. 降压清心方

【组成】天麻20g　葛根12g　珍珠母15g　钩藤15g　牛膝10g　泽泻10g　女贞子12g　旱莲草12g

【功效】补益肝肾、平肝潜阳、健脾利湿。

【主治】肝肾阴虚、肝阳上亢型高血压病。症见头晕，偶有头痛，腰膝酸软，口苦，情绪急躁易怒，苔黄，脉弦细等。

【用法】水煎服，每日1剂。连服14天。

【加减】头晕目眩，面红目赤，加龙骨、牡蛎；急躁易怒，耳鸣目昏，加菊花、杜仲。

【方解】方中以天麻、钩藤为君药，用以平肝熄风；珍珠母入心肝两经，具有平肝、潜阳之效，牛膝引血下行，并能活血利水，女贞子、旱莲草合而为用补益肝肾之虚共为臣药；泽泻具有利水渗湿之功，葛根治疗颈项强痛共为佐使药。

【点评】本方从天麻钩藤饮、二至丸化裁而来，经过孙老师多年的临床实践证明，该方具有良好的临床疗效，对于高血压病的控制效果显著。

【验案】王某，女，71岁。

2008年2月18日初诊。头晕、头痛反复发作两年。伴有耳鸣，胸闷不舒，不思饮食，动则气喘，夜寐欠佳。舌质黯红、苔白腻微黄，脉细数。辨证为阴虚阳亢，兼有气血瘀滞。予降压清心方加减。药用：生龙牡、磁石各30g，钩藤（后下）、丹参、葛根、益母草各20g，天麻、川芎、菊花、决明子、黄芩、郁金各15g，女贞子、旱莲草、地龙、石菖蒲各12g。7剂，每日1剂，水煎服。

2月25日二诊：头痛、耳鸣症状好转，时有眩晕，胸闷，舌红、苔白，脉细。于上方去磁石、黄芩，加用黄芪、黄精各20g，白术、首乌、枸杞子各15g，以益肾健脾，滋阴潜阳。7剂。

3月3日三诊：患者眩晕头痛症状大减，胸闷症状消失，睡眠仍欠安，于上方加酸枣仁30g，远志15g。7剂。后患者自述恢复良好，诸症消失，继续以上方守方调理。

2. 健脾化痰汤

【组成】天麻10g　清半夏10g　白术10g　茯苓15g　厚朴15g　钩藤15g　决明子10g　杜仲10g　苍术10g　川芎10g　山药15g

【功效】燥湿祛痰、健脾和胃。

【主治】痰浊中阻型高血压病。症见头晕，头重如裹，昏昏沉沉，胸闷，脘腹满闷，恶心食少，嗜睡，舌苔白腻，脉滑等。

【用法】水煎服，每日1剂。连服14天。

【加减】目干，视物不清，加菊花、当归；肢体麻木，加桂枝、络石藤。

【方解】方中以清半夏燥湿祛痰，天麻平肝风，共为君药；白术、茯苓、山药健脾渗湿为臣药；厚朴、苍术两药取之燥湿化痰之意，川芎、钩藤相须为用上达头目，行气活血，化痰熄风，决明子清心燥湿，杜仲意在调补后天之本，以上诸药共为佐使药。诸药合用可达奏燥湿祛痰、健脾和胃之效。

【点评】本方在半夏白术天麻汤的基础上加减而成，结合多年的临床经验，活用杜仲一味，以先天之本滋养后天之本，临床效果俱佳。

3. 熄风清窍汤

【组成】牛膝15g　代赭石10g　生龙骨9g　生牡蛎9g　白芍15g　龟板9g　玄参10g　天冬15g　川楝子10g　茵陈10g　茯苓10g　山茱萸肉15g

【功效】镇肝熄风、滋阴潜阳。

【主治】肝阳上亢、肝风内动型高血压病。症见：头目眩晕，目胀耳鸣，脑部热痛，心中烦热，面色如醉，或时常嗳气，脉弦长有力者。

【用法】水煎服，每日1剂。连服14天。

【加减】纳少泛恶，加竹茹、焦谷芽、仙半夏；心悸，手足心热，加牡丹皮、槐花、菊花。

【方解】《内经》云"诸风掉眩，皆属于肝"。或因肝木失和，风自肝起，可见眩晕之证。本方以牛膝为君药引血下行；用龙骨、牡蛎、龟板、芍药为臣以镇肝熄风。代赭石以降胃、降冲。玄参、天冬以清肺气，肺中清肃之气下行，自能镇制肝木。加以山茱萸肉平补平泻以补肾敛肾。川楝子疏理肝气，茵陈、茯苓相须为用以淡渗利湿。诸药合用可将风治于无形。

【点评】本方以镇肝熄风汤加减而得，可滋阴潜阳，镇肝熄风，用于肝阳上亢，肝风内动之证，其镇潜清降之力较强，佐以山茱萸肉可入肾经，增强滋阴之功效尤为突出。

（王　钰　整理）

以熄风汤为主治疗高血压病

王国三

王国三，男，汉族，1930年生，河北丰南人。大专毕业，主任医师、教授，曾任唐山市中医医院副院长、院长。第一、第三、第四批全国老中医药专家学术经验继承工作指导老师，享受国务院政府特殊津贴，河北省优秀专家，河北省首届十二大名医。1954年参加工作以来，在严师岳美中的指导下积极工作，努力学习，勤奋临床探索，坚持耕耘写作，从不敢稍有懈怠，写出临床总结性文章、理论探索性文章和临床科研性文章七十余篇。如《论张仲景组方配伍的规律》《论张仲景剂量应用的规律》《大灸疗法治疗虚弱症》等分别发表在《中医杂志》《北京中医学院学报》《上海中医药杂志》等杂志。学术著作《急症胃痛证治》《王国三医学文集》《中医临床家王国三》《王国三临证经验集》及参与编写的《自学中医阶梯》《急症胃痛证治》《临床中医内科学》均已出版。

○ 一、肝肾阴虚为高血压病之根本病机

高血压一病，属祖国医学"肝阳""中风"等范畴，多见于中老年人。其病因虽有内、外、风、火，痰之说，但笔者认为其根本在于肝肾阴虚，盖"五八，肾气衰"，"七八，肝气衰"。肝体阴用阳，属木为风脏，有升、散、动之特性，正如内经云"诸风掉眩，皆属于肝"。其用不过，全赖肝阴肾水滋涵，若精衰血耗，则木少滋荣，其用乃过，以致肝阳上亢，内风时起。再加情志、饮食、劳倦诸因素之影响，常使心火暴盛，肾水肝阴更亏，致使"风木过动， 中土受戕，不能御其所胜，如不寐不食， 卫疏汗泄， 饮食变痰……或风阳上僭，痰火阻窍，神识不清"（《临证指南医案·中风》华岫云按）。或"因怒生热，煎耗肝血，遂致肝中所寄之相火掀然暴发，挟气血面上冲脑部，以致昏

厥"（《医学衷中参西录·治内外中风方》）。笔者常常认为，"人体有生，在乎一气，气若有病，百疾继生。"而处方用药，使药之所以能发挥治病之作用者，全依元气之运，元气充者，为病多实。病久必累及肾，耗其真阴，而肾为先天之本，主藏精，"五脏之阴气非此不能滋"。对肾阴亏损者，治以滋阴补肾，但忌用腻滞之品，习用何首乌、女贞子、枸杞子、白芍、龙眼肉之类，乃精血互补之义，且配伍时每加茯苓、三仙、鸡内金等药，以达动静相参补而不腻作用。笔者就其病因病机，经多年临床验证筛选后，拟定养血柔肝熄风汤治疗高血压病，每多应手而效。

二、辨证为基，必要随证而加减

在辨证治疗高血压病的时候要更重视随证加减，如症见心烦、口苦、失眠等心火亢奋者，加黄连、肉桂、炒枣仁；症见急躁易怒、目赤、口苦等肝胆火盛者，加龙胆草、夏枯草；症见口黏腻、舌苔黄厚等挟痰热者，加栝楼，胆南星；肝阳过亢、舒张压超过16kPa时，加磁石、防己。症见气血虚弱，脉虚大无力、舌胖质淡者，可加党参、黄芪，两者用量可分别加至30g；症见大便溏泄者加茯苓等；症见腹畏冷者加干姜；症见便脓血、后重者加白头翁；症见腹胀气者加大腹皮或木香；症见食欲不振者加枳壳、砂仁；症见食已脘中结滞者加焦三仙、莱菔子等；症见肢凉畏冷脉沉者加附子、桂枝；症见湿痰内盛者可合二陈汤以治之；症见头晕甚脉有力者加夏枯草，头晕项强者加葛根，头项痛者加蔓荆子或藁本；症见失眠多梦者加酸枣仁、远志、九节菖蒲；舌苔黄燥、口干苦者加黄芩，舌尖红、心烦者加少量栀子。舌质红者加生地，舌质紫暗或瘀斑者加丹参，甚者加桃仁、红花，血压不降脉沉弦有力者龙骨、牡蛎可加量，还可再加磁石、代赭石。

三、麻黄车前相伍，降舒张压明显

笔者更擅长应用对药，如麻黄与车前子，《本草备要》曰：麻黄"为肺家主药"，《神农本草经》曰：车前子"主气癃，止痛，利水道小便，除湿痹"。麻黄宣肺散上焦水气；车前子利肾，疏下焦水邪，二者皆用于水邪犯于肢体者。单用车前子上焦及面部水肿不散，只投麻黄下焦及下肢水肿难除。本人分析：古有中医学术不传之秘在剂量之说，用麻黄6～15g（麻黄常用量不超过10g），配车前子20～30g。由于两药相互作用，麻黄散而不横，得车前子由宣上焦水气而归下；车前子受麻黄制约，下而不厉，纳上焦并下焦水液同归水道，共奏散利水气之功，对面部合并双下肢水肿者最佳，同时对肾性高血压及舒张压偏高患者疗效明显。

附：秘验方介绍

1. 养血柔肝熄风汤

【组成】当归10g　白芍10g　全蝎10g　天麻15g　僵蚕15g　枸杞子15g　地龙15g　钩藤18g　菊花18g　牛膝30g　龙骨30g　牡蛎30g　蜈蚣4条（去头足）

【功效】养血、柔肝、熄风。

【主治】肝风上扰型高血压病，症见头晕、目眩、舌质暗红、苔少，脉弦细。

【用法】水煎服，每日1剂。连服14剂。

【加减】头晕甚脉有力者加夏枯草，头晕项强者加葛根，头项痛者加蔓荆子或藁本。

【方解】方用当归、白芍、枸杞子，酸收甘柔之物养血柔肝以敛浮阳，再伍入牛膝，以补肝肾引气血下行，全蝎、蜈蚣、地龙、僵蚕降肝阳熄肝风，重用龙骨、牡蛎重镇潜阳，　配之甘平柔静的天麻、钩藤摄上逆之浮阳，　一味菊花清肝阳所挟之相火且不劫阴。

【点评】本方是王老集多年经验所拟的经验方，体现了王老高血压基本病机是肝肾阴虚的理论。全方以柔静为中心，求本以治，少许辛微寒入肝经平熄在络之风，佐以重镇，潜阳以静，诸药合用，效堪佳。

【验案】马某，男，57岁。

初诊日期：1988年9月20日。患者有高血压病史十余年，血压波动在22.7～25.3／13.3～17.3kPa。一周前，因情绪激动，突发头痛、头晕、目眩，恶心呕吐，右侧头部及肢体麻木，血压25.8／17.3kPa。在天津按高血压脑病用硝普钠、尼群地平等治疗3天。效果不明显，经妹妹介绍，急来唐山求王老师诊治。

初诊：症如前述，血压24／17.3kPa，舌质暗红、少苔，脉弦大，重取空无。辨证髓虚，定位在肝肾，证型为肝风上扰。治则：养血、柔肝、熄风。方：当归、白芍、全蝎各10g，天麻、僵蚕、枸杞子各15g，菊花、钩藤各18g，牛膝、防己、龙骨、牡蛎各30g，磁石40g，蜈蚣4条（去头足）。水煎服，7剂。3剂后，家属告知血压降至21.4／13.3kPa，嘱续服10剂。

二诊，诸症基本缓解，血压20／12.7kPa，舌质暗红、苔薄白，脉虚弦。效不更方，原方减磁石，15剂续服。

三诊：除右侧肢体麻木，余无所苦。血压稳定在20／12kPa，舌质暗红，苔薄白，脉虚弦。原方减防己，加丝瓜络10g，地龙15g，以通经活血脉，续服20剂。

四诊：右侧肢体麻木消失，血压稳定在20／12kPa。追访至今未复发。

2. 养肝益肾汤

【组成】何首乌10g　女贞子15g　枸杞子10g　白芍15g　龙眼肉10g　石菖蒲10g　陈皮10g　茯苓15g　焦三仙各10g　鸡内金10g

【功效】滋养肝肾、健脾和胃。

【主治】肝肾阴虚型高血压病。症见头晕，眼花，眼干涩不适，疲乏无力，腰膝酸痛，耳聋耳鸣，眠差，舌暗红，苔黄，脉弦细。

【用法】水煎服，每日1剂。连服14剂。

【加减】气血虚弱者，可加党参、黄芪；肢体畏冷者，加干姜。

【方解】本方选用何首乌与女贞子为君药，以达滋补肝肾之意，枸杞子、白芍、龙眼肉为臣药奏养精血、柔肝阴之功，精血同源，以上诸药可达精血互补之义，同时配伍茯苓、三仙、鸡内金达动静相参补而不腻作用。石菖蒲可醒神开窍，陈皮理气和胃可防诸药补而太过，诸药合用，标本兼治。

【点评】本方是王老师的经验方。配伍精妙，滋补肝肾之阴且补中有散而不壅滞，寓散于补，健脾和胃，应用于临床，百试不爽。

（杨 光 整理）

高血压病证治 王裕颐

王裕颐，男，汉族，1942年生，山西大同人，主任医师，教授，硕士研究生导师，全国老中医药专家学术经验继承工作指导老师；任山西省中医院会诊中心主任；曾任山西省西医离职学习中医班副主任，山西省中医药研究院副院长；兼任中国中西医结合学会常务理事、心血管病专业委员会委员，山西中西医结合学会会长，山西省卫生系列高级专业技术职务评审委员会委员；《中西医结合心脑血管病杂志》编委；是国家药监局保健药品审评专家，山西省药品审评专家。从事中医、中西医结合医、教、研工作四十余载，精研中医经典，参加编写著作4部，发表论文30余篇；"龙菊降压胶囊"临床与实验研究成果获省科技进步三等奖，并取得新药证书，转让药厂。擅长中西医结合治疗心脑血管病；对多种疑难病证如高热不退、难治性咳嗽、顽固性失眠、出汗异常、特发性水肿、眩晕、过敏性疾患、免疫性疾病等，有较好疗效，受到患者好评。

一、病变在肝，其根在肾

高血压病属于中医学"眩晕""头痛"等范畴。五脏不足，体质阴阳偏盛或偏衰，气血亏虚等是发病的内在因素，而长期的生活无序、过劳紧张、情绪不稳、饮食不节，嗜好烟酒等为外在促发因素。王教授认为，风、火、痰、瘀是高血压发生、发展的重要原因，其病机特点多为本虚标实，气血失和，阴阳失调，病变在肝，其根在肾。本病迁延日久，诸因交错，虚实夹杂，证候繁多，血瘀痰凝互见。由肝火上炎、肝阳上亢而化风内动，或气血亏虚、清窍失养，或肝肾亏虚、脑髓失养，或痰浊化火上逆而致。表现为头部持续性沉闷不适感，严重影响生活质量。

○ 二、辨证分型

根据高血压病的病因、病机、脏腑病位、标本虚实，王老根据多年临床经验将高血压病辨证分型为肝火上炎型、肝阳上亢型、肝肾阴虚型、痰浊中阻型、阴虚风动型、血脉瘀阻型，具体患者不一定完全典型，兼有夹杂证者也不少，临诊需灵活掌握。具体证治如下：

1.肝火上炎型　头晕，头胀痛，面红目赤，口苦胁痛，烦躁不宁，大便干结，小便黄赤，舌红苔黄燥或黄腻，脉弦数有力。治宜清肝泻火，方用龙胆泻肝汤加减，常用如夏枯草、龙胆草、柴胡、莲子心等，可缓减急躁易怒。

2.肝阳上亢型　头晕微胀，头痛时轻时重，口于口苦，急躁易怒，或头热足凉，头重脚轻，舌红，苔黄，脉弦细。治宜平肝潜阳，方用天麻钩藤饮加减，常用如钩藤、天麻、菊花、罗布麻、羚羊角等，可有效改善眩晕。

3.肝肾阴虚型　头痛绵绵，腰酸膝软，口咽干燥，五心烦热，或健忘恍惚，舌质红，无苔或少苔，脉弦细数。治宜补益肝肾，方用杞菊地黄丸加减，常用独活、杜仲、桑寄生、巴戟天、怀牛膝等，能明显减轻腰膝酸软。

4.痰浊中阻型　头晕头昏，头重如裹，胸腹痞闷，食少欲吐，少食多眠，腹胀痞满，苔厚腻，脉弦滑。治宜祛痰化湿，方用半夏白术天麻汤加减，常用半夏、天竺黄、胆南星、莱菔子等，可有效控制呕吐痰涎。

5.阴虚风动型　头痛，头晕，头重脚轻，肢麻手颤，筋惕肉瞤，甚至口眼㖞斜，舌质暗，脉弦细。治宜滋阴潜阳，方用三甲复脉汤加减，常配合丹参、酸枣仁、五味子、柏子仁等，能改善心悸失眠。

6.血脉瘀阻型　头晕、头痛经久不愈，固定不移，舌质紫黯或有瘀斑、瘀点，脉涩。治宜活血化瘀，血府逐瘀汤加减。常用地龙、川芎、赤芍、桃仁、郁金等，以改善头痛等。

三、用药体会

王老临证擅将性味相近、功用相似的中药配伍使用，以增效减毒。他认为，在临证中应结合病机，灵活辨证、通变方药，单用或者孤立使用某些药物难达其效，需配伍使用，以发挥应有的效果。常用对药：天麻、钩藤治肝阳上亢；知母、黄柏治阴虚火旺；栀子、豆豉治心烦不安；枸杞子、菊花治肝虚目涩；杜仲、怀牛膝治腰膝酸软，临证可随证用之。

附：秘验方介绍

1. 半夏白术天麻汤合五苓散化裁

【组成】 半夏10g　白术10g　天麻10g　陈皮10g　茯苓20g　甘草6g　猪苓10g　泽泻10g　桂枝10g　钩藤10g　生龙骨30g　生牡蛎30g　菊花10g

【功效】 祛痰化饮、平肝潜阳、升清降浊。

【主治】 痰浊中阻型高血压病。症见头晕头昏，头重如裹，胸腹痞闷，食少欲吐，少食多眠，腹胀痞满，苔厚腻，脉弦滑。

【用法】 水煎服，每日1剂。

【加减】 头重如裹，胸腹痞闷，加天竺黄、胆南星；口咽干燥，五心烦热，丹皮、栀子。

【方解】 半夏白术天麻汤燥湿化痰；五苓散利水渗湿，温阳化气；钩藤、生龙骨、生牡蛎、菊花平肝潜阳。全方化痰利水，清阳升，浊阴降，使脑海得养，眩晕乃止。

【点评】 中医有"无痰不作眩"，痰浊中阻，阻遏清阳，清阳不升，浊气不降反升，挟痰上扰清窍则头晕目眩欲仆。故本方在治疗眩晕上以祛痰化饮，平肝潜阳，升清降浊为主，以达疗效。

【验案】患者，男，50岁，2009年6月12日就诊。

患者自诉近1个月来经常头晕，耳鸣如潮，头昏沉，心胸烦闷，疲乏倦怠，测血压150／90mmHg，舌暗，苔白腻，脉滑。诊断为眩晕（痰浊中阻）。治则：燥湿健脾、化痰通络。方拟：半夏白术天麻汤加味。天麻10g，半夏10g，白术10g，茯苓20g，陈皮10g，钩藤10g，猪苓10g，泽泻10g，生龙骨30g，生牡蛎30g，菊花10g，桂枝10g，甘草6g（水煎服，日1剂，7剂）。7剂后头晕、耳鸣大减，查血压140／90mmHg，继服6剂后痊愈，查血压130／80mmHg。

2. 降压清肝汤

【组成】龙胆草6g　黄芩10g　栀子10g　泽泻10g　车前子15g　当归10g　生地黄10g　柴胡10g　山药10g　茯苓10g

【功效】清肝泻火。

【主治】肝火上炎型高血压病。症见头晕，头胀痛，面红目赤，口苦胁痛，烦躁不宁，大便干结，小便黄赤，舌红苔黄燥或黄腻，脉弦数有力。

【用法】水煎服，每日1剂。

【加减】头重脚轻，肢麻手颤，加络石藤、海风藤；头晕、头痛经久不愈，固定不移，加川芎、赤芍、桃仁。

【方解】用龙胆草大苦大寒，上泻肝胆实火，下清下焦湿热，为本方君药。黄芩、栀子具有苦寒泻火之功，在本方配伍龙胆草，为臣药。泽泻、车前子清热利湿。肝主藏血，肝经有热，本易耗伤阴血，加用苦寒燥湿，再耗其阴，故用生地、当归滋阴养血，以使标本兼顾。方用柴胡，是为引经之药。山药、茯苓健脾化湿顾护脾胃之气。诸药合用清肝泻火不伤阴。

【点评】本方以龙胆泻肝汤化裁而来，原方苦寒之药较多，易伤脾胃；王老在组此方之时加用山药、茯苓以兼顾脾胃，正是"上工治未病"的具体体现。

【验案】常某，女，52岁。2003年11月8日初诊。

头昏沉闷3年，头晕目眩7天。3年来头昏沉闷，时伴恶心纳差、烦热、口干苦，在王老院内科就诊，诊为高血压病、颈椎病，给对症治疗，服尼群地平片，头昏沉闷不减，1周前因情绪波动后头晕目眩加重，视物旋转，恶心呕吐，失眠少寝，口干夜渴，神疲乏力，动则诸症加重转诊中医。查体：面色浮红，精神不振，舌质紫黯、舌尖赤、苔薄黄腻，脉弦滑。BP 150／100mmHg。证属肝火上炎，阴虚阳亢，给予降压清肝汤和天麻钩藤饮加味：天麻、炒黄芩、牡丹皮各10g，钩藤、石决明、牛膝、桑寄生、葛根、茯神各30g，益母草、夜交藤、玄参、杜仲各15g，栀子5g。每日1剂，水煎服。连服6剂后复诊，眩晕停止，仍感神疲乏力，纳差，颈部不适。查：面色晦黯不红，舌质淡紫、苔薄白腻，脉沉细，血压正常。中医辨证系气虚清阳不升，痰浊上逆，改用益气聪明汤合半夏白术天麻汤加味。黄芪、太子参、葛根、珍珠母各30g，炙升麻、蔓荆子、半夏、天麻、黄柏各10g，白术12g，泽泻、白芍各15g。每日1剂。连服6剂后，再诊，血压及诸症平稳，无特殊不适（仍小剂量口服降压药），继服上方加牡丹皮20g，再进6剂，诸症消失，随访2月未复发。

3. 潜阳化风汤

【组成】炙甘草10g　生地黄10g　白芍15g　麦冬10g　阿胶10g　麻仁15g　生牡蛎15g　鳖甲15g　龟板15g　白术10g　川芎10g

【功效】滋阴潜阳。

【主治】阴虚风动型高血压病。症见头痛，头晕，头重脚轻，肢麻手颤，筋惕肉瞤，甚至口眼㖞斜，舌质暗，脉弦细。

【用法】水煎服，每日1剂。

【加减】一般不做加减。若面红目赤，口苦胁痛，可加黄芩，龙胆草。

【方解】本方以生牡蛎、鳖甲、龟板三药合而为君，共奏滋阴潜阳之功，生地黄、白芍、麦冬、阿胶、火麻仁以达滋阴养血之意，其中生地黄更有清热凉血之效，与川芎相配，充分体现了"治风先治血，血行风自灭"。加以白术可在养血柔肝的同时兼顾脾胃，加强为后天之本的调护，事半功倍。

【点评】本方以三甲复脉汤加减而来，所谓三甲，指牡蛎、鳖甲及龟板，三药合用其滋阴潜阳之功能更强。其"复脉"二字又在炙甘草汤的基础上创立，有益气补血、滋阴复脉之作用，故对阴虚风动，气血不足的患者尤为适用。

（杨丽华　贾晓敏　整理）

柔肝清眩汤，治疗高血压病　魏执真

魏执真，女，教授、研究生导师、国务院特殊津贴享受者，北京中医医院心脑病专家主任医师。中国中医药学会内科心病委员会委员、老年心病委员会副主任委员、糖尿病委员会常委、北京中医药学会糖尿病委员会副主任。擅长疾病：冠心病等各种心脏病、心率失常、心力衰竭、生命心脏神经官能症、心肌炎、心肌病、高血压、大动脉炎等。"调脉汤治疗快速型心律失常临床及实验研究"获北京中医管理学科技进步一等奖及获各级科技进步奖7项。出版《心律失常中医诊治》等专著11部，发表学术论文三十余篇。

高血压病患者最主要的临床症状是眩晕，或伴有头痛、颈僵、耳鸣、腰膝酸软等兼夹证候。解决这些临床证候是中医治疗高血压病的优势。《黄帝内经·至真要大论》指出："诸风掉眩，皆属于肝。"据此，笔者认为高血压所致眩晕的辨证治疗应该围绕肝来进行。现代人生活压力增大，精神长期紧张，血气不宁，肝阴暗耗；且又忧思郁怒、肝气郁日久亦可化火伤阴；或老年肾亏，或劳伤过度，致使肾水不足，水不涵木，以上种种均可导致肝肾阴亏，肝阳上亢，形成高血压病。《临证指南医案》中的论述是："肝为风脏，因精血耗竭，水不涵木，木少滋荣，故肝阳偏亢，内风时起。"所以笔者认为高血压病所致眩晕的中心病机是"阴虚肝旺"。故此，笔者立"柔肝清眩汤"以行有针对性的治疗。柔肝清眩汤药物由白芍、牛膝、地龙、生石决、珍珠母、钩藤、天麻、香附、乌药、丹参、桑叶、菊花等组成，药味虽多但错落有致，配伍合理，共奏育阴潜阳、柔肝安脾、理气活血、通脉降浊的功效。

附：秘验方介绍

1. 柔肝清眩汤

【组成】 白芍30g　牛膝30g　地龙30g　生石决30g（先煎）　珍珠母30g（先煎）　钩藤10g　天麻10g　香附10g　乌药10g　丹参30g　桑叶10g　菊花10g

【功效】 育阴潜阳、柔肝降火。

【主治】 阴虚阳亢型高血压病，症见头晕，目眩，口燥咽干，夜寐欠佳，大便秘结，舌质暗红、苔少或苔黄，脉弦细。

【用法】 水煎服，每日1剂，8周为1个疗程。

【加减】 如腰酸膝软加桑寄生、续断、杜仲；肢体麻木加蜈蚣、全蝎；颈僵加葛根；心烦加龙胆草、莲子心；健忘加潼蒺藜、远志。

【方解】 方中重用白芍，柔肝气、养肝血、敛肝阳，不健脾而脾自安；牛膝补益肝肾，合地龙活血利水，引诸药下行；生石决明、珍珠母降心火、清肝热、潜肝阳、安心神、利耳目；钩藤、天麻熄风祛痰、清心止痉；丹参一味功同四物，活血凉血、养血安神；香附疏肝理气，乌药行气；桑叶、菊花平肝疏风清热。全方配伍合理，共具育阴潜阳、柔肝降火的功效。

【点评】 柔肝清眩汤是魏老临床常用方剂，此方是结合多年临床经验在古方"天麻钩藤饮"基础上化裁而成。全方标本兼治、上下并取，药味虽多，但均系本人熟读本草又结合现代药理毒理理论反复取舍而成，本方具有平肝潜阳、滋阴熄风之功效，可用于治疗高血压病。中医辨证属阴虚阳亢者亦可化裁使用，均疗效显著。

【验案】 患者，女，64岁。

以"头晕间作两个月"于2010年4月12日就诊于魏老。患者自诉于两个月前无明显诱因出现血压增高，血压最高180/105 mmHg，未服用西药。就诊时症见：头晕沉重，头胀，眼目间紧胀不舒，前额轻痛，双腿乏力，腹满纳呆，夜寐欠安，大便偏干。舌质暗红，舌苔黄厚；脉弦细。此阴虚肝旺、风阳上扰之证，治以柔肝潜阳，兼清阳明。方以柔肝清眩汤化裁。处方：白芍30g，桑叶10g，菊花10g，石决明30g，珍珠母30g，钩藤10g，天麻10g，川牛膝30g，北沙参30g，麦冬15g，五味子10g，香附10g，乌药10g，莲子心1.5g。水煎服。守此方服用两个月余，患者症状消失，血压多次测量均在130～140/80mmHg，患者遵医嘱又坚持服药1月余，未再就诊。

2. 平肝降压汤

【组成】 天麻10g　钩藤15g　栀子15g　黄芩10g　杜仲15g　益母草10g　夜交藤15g　茯苓10g　牛膝10g　石决明10g　菊花10g　蔓荆子10g

【功效】 平肝潜阳。

【主治】 肝阳上亢型高血压病。症见头晕，目眩，口苦咽干，眠差，大便秘结，舌质暗红、苔黄，脉弦细。

【用法】 水煎服，每日1剂，8周为1个疗程。

【加减】 一般不做加减，坚持服用全方。

【方解】 方中天麻、钩藤、石决明均有平肝熄风之效，为君。山栀、黄芩清热泻火，使肝经不致偏亢，是为臣药。牛膝引血下行，配合杜仲补益肝肾，夜交藤、茯苓安神定志，配以菊花、蔓荆子清利头目，俱为佐使药。

【点评】 本方主治证为肝阳上亢型眩晕。肝阳偏亢，影响神志，故夜寐多梦，甚至失眠。治宜平肝熄风为主，配合清热活血、补益肝肾，以达标本兼治之效。

【验案】 患者，男，57岁。主因"头晕半年，加重1周"于2010年8月6日就诊。

患者半年前因劳累后自觉头晕，随就诊于当地社区医院，查血压：180/120mmHg，给予硝苯地平控释片口服以降压治疗。后患者血压稳定于135/85mmHg左右，1周前患者因情绪变化后自觉上症加重，口服硝苯地平控释片后症状改善不明显，近日头晕的症状进行性加重，随于魏老处就诊。就诊时症见：头晕伴有头胀，很少有头痛，间断有恶心无呕吐，近几个月来觉视物模糊，或有眼胀，口干口苦，饮水一般，脘腹胀，大便偏干，食欲较差，入睡困难，且醒后无法再次入睡。平素性情急躁，舌质偏红，中有少许裂纹，苔薄黄略干，脉细弦有力。中医辨证为眩晕，证属肝阳上亢。方以平肝降压汤化裁治之。处方：白芍30g，桑叶10g，菊花10g，生石决明30g，珍珠母30g，钩藤10g，天麻10g，川牛膝30g，北沙参30g，麦冬10g，五味子10g，香附10g，香橼10g，佛手10g，乌药10g，莲子心1.5g，百合15g。7剂，水煎服，每日两次。此患者前后守方服药两月余，血压正常，症状改善且情绪亦较前平和。

3. 清胃化痰汤

【组成】 半夏10g 白术15g 天麻10g 陈皮15g 茯苓10g 炙甘草10g 蔓荆子10g 川芎10g 苍术10g 竹茹10g

【功效】 补脾燥湿、化痰息风。

【主治】 痰浊中阻型高血压病。症见眩晕，头重如蒙，脘腹满闷，恶心食少，嗜睡，肢体困倦，舌苔白腻，脉滑。

【用法】 水煎服，每日1剂，8周为1个疗程。

【加减】 腰酸膝软，加桑寄生、续断、杜仲；颈僵加葛根；心烦加龙胆草、莲子心。

【方解】 方中以半夏燥湿化痰、降逆止呕，天麻平肝熄风而止头眩为君；白术运脾燥湿，茯苓健脾渗湿为臣；陈皮理气化痰，蔓荆子清利头目以止眩，川芎入于血分，行气活血上达巅顶，苍术、白术共奏健脾燥湿之功效，竹茹滋阴清热，化痰防诸药辛温燥烈之性太过，共为佐药。甘草调和诸药为使。诸药相伍，共奏燥湿化痰、平肝熄风之功。

【点评】 本方是魏老先生的经验方，由半夏白术天麻汤、二陈汤化裁而成。该方遣方用药合理，温凉并济，补泻兼施，配以川芎以行气活血，并可载药上行，为治疗痰浊中阻型眩晕之妙方。

（王　钰　整理）

第二章

高脂血症

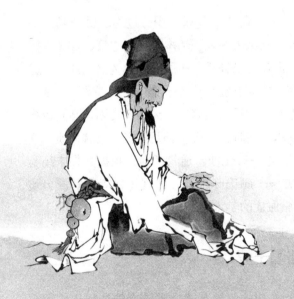

立论以痰瘀交困为主，降脂以健脾疏肝为要

颜德馨

颜德馨，男，汉族，1920年生，同济大学附属第十人民医院主任医师，1939年8月起从事中医临床工作，首批全国老中医药专家学术经验继承工作指导老师、上海市名中医，国家级非物质文化遗产传统医药项目代表性传承人。

曾任中国中医药学会理事、国家中医药管理局科技进步奖评审委员会委员、铁道部专家委员会委员、评委，中医专业组组长。上海铁道大学医学院研究室主任，上海市医学领先专业专家委员会委员。台湾中医针灸学会、中国医药研究会学术顾问等职。

高脂血症多因饮食不节，过食肥甘厚味，少劳过逸，脏腑功能失调，致使浊脂留滞于血所致。临床上多表现为本虚标实之证，其"本"多为肝、脾、肾三脏之虚，调养总以补肾、柔肝、健脾为贵，其中又尤为重视健脾，认为高脂血症"病涉五脏，独重于脾"；而"实"者多为气滞、痰湿、血瘀三者，尤其强调重视痰瘀，认为痰瘀交困是高脂血症的病理基础。因此在治疗高脂血症时，重视从补益肝肾、运脾化痰、气血双调3方面进行论治，并注重祛瘀化浊、通气活血。根据其临床经验拟定治疗高脂血症的经验方——颜氏降脂方，体现了笔者从脾虚、痰浊、瘀血3方面为主论治高脂血症的学术思想。

◯ 一、病涉五脏 独重于脾

痰浊入血，是形成高脂血症的关键环节，脏腑功能紊乱是痰浊产生的内在原因。脾为生痰之源，其作用尤为重要。其余四脏产生痰浊的机理从根本上讲也是导致脾失健运，从脾论治高脂血症寓有固本清源之意。临床多用以下治法。

1.健脾　高脂血症患者，以嗜食肥甘，缺少锻炼、或从事脑力劳动者居多。饮食偏嗜或工作劳累或思虑太过，损伤脾胃，脾失健运，痰浊内生。临证多见形体肥胖，倦怠乏力，中脘痞满，痰多，口中黏腻，舌淡体胖，边有齿痕，苔白腻或白滑，脉细缓。脾失健运，清浊混杂者，临证喜用东垣清暑益气汤，健运中焦，升清降浊。故用方以黄芪、人参、苍术、白术等健运中焦，以升麻升清脾阳，以青皮、陈皮、枳壳、郁金等舒畅气机，以虎杖、法半夏、豨莶草等利湿化痰、泄浊。又因瘀血阻络，故又以生蒲黄、丹参、桃仁、红花活血祛瘀；肝肾亏虚，又佐以首乌、鸡血藤、桑寄生等补益肝肾之品。还常以苍术六君、苓桂术甘、五苓等加荷叶、藿香、佩兰等化裁。

临床推崇"脾统四脏"之说。认为脾为后天之本，脾健则四脏皆得煦育，它脏有病从脾论治寓有治本之意。高脂血为血中之痰浊，脾健可使水谷随食随化，痰湿不生，可谓清源。况健脾之药，一可防滋腻碍脾寒凉伤胃，二可助药物的吸收。

2.疏肝　高脂血症患者发病或病情加重多与情志变化有关。肝失疏泄，横逆犯脾，脾土受病，运化失健，痰浊内生，血脂升高。症见头目眩晕，胸闷胁胀，情绪抑郁、腹胀便溏，气短乏力，肢体麻木，舌质淡或黯，苔白腻，脉弦滑等。以逍遥散化裁。肝火较甚，见面红目赤，口干舌燥，心烦，尿黄，便结，苔腻，脉弦。加钩藤、生地、龙胆草、泽泻、栀子、黄芩；两胁痛甚加延胡索；嗳气加姜半夏、苏梗。

肝脾同居中焦，脾运化功能健全有赖于肝的疏泄功能正常，肝主疏泄，一方面可使脾胃升降有序，运化有度；另一方面胆汁的分泌排泄正常，有助于饮食物的消化吸收，从而推动脾胃的运化。"见肝之病，知肝传脾，当先实脾"，说明肝脾二脏病理生理密切联系。

3.通府泄浊　脾胃为气机升降之枢纽，如果脾胃升清降浊功能失司，肠道失于通畅，不利于脂浊的排泄，脂浊进入血液从而引起血脂升高。症见面赤，烦热，口苦，尿黄，大便干结，舌质红，舌苔黄腻，脉弦滑。药用：制大黄（里热重者用生大黄）、何首乌、虎杖、草决明、枳实等。湿热较甚加芳香化浊之品，如藿香、荷叶、石菖蒲、黄芩、连翘、茵陈、车前子、滑石等；食积较甚加山楂、麦芽。

六腑以通为用，腑气不通，浊脂存于体内，食积不消，浊气不下，均可加重本病。用药一方面以大黄之类荡涤胃肠宿食，推陈致新；一方面以山楂、麦芽开胃、消食、健脾。实与现代医学通过增加肠蠕动，促进肠内脂质的排泄，抑制外源性脂质的吸收而降低血脂的方法异曲同工。

二、痰瘀同治 调气为先

痰瘀，是高脂血症的主要病理产物。痰瘀停于血脉，血脉受损，是高脂血症继发冠心病、脑梗死等严重心脑血管疾病的主要原因。法当痰瘀同治，善治痰疲者必调其气。临床多用以下治法。

1.益气活血化瘀 高脂血症伴心脑血管疾病者，多病程较长，虚象明显。阻脉道瘀阻虽与心气不足、肾气亏乏、肝郁气滞有关，但究其根本在于脾气虚。证见神疲乏力，心悸气短，胸痛，手足麻木，皮肤干燥，毛发不荣，舌黯，舌下络脉青紫或血黏指数明显增高。治以补气活血、化痰通络，药用：黄芪、柴胡、葛根、当归、川芎、桃仁、红花、赤芍、丹参、地龙、何首乌、枸杞子、海藻、水蛭。

气能行津帅血，故气旺则血活痰消。高脂血症属气虚痰瘀者，由于正虚邪恋往往用药较难，以痰疲为主要见证者，当化瘀祛痰为主，稍加益气健脾之剂；以气虚为主要见证者，益气健脾为主，稍加化瘀祛痰之品，可使补而不滞，祛邪不伤正。

2.理气活血化瘀 高脂血症易引起心脑血管疾病，原因在于其病理产物痰瘀痹阻血脉、经络而形成诸病。症见眩晕较剧或头痛较烈，咳痰较多，心胸闷痛或纹痛而痛区固定不移，便秘，腹胀，食欲明显减退，肢体麻木、痉挛、肿胀，或出现间歇性跛行。舌质紫或有瘀斑，舌苔厚腻，脉弦滑。方用柴胡疏肝散合导痰汤加蒲黄、僵蚕、生山楂、丹参、虎杖。气滞血瘀较重，头痛失眠，胸胁胀痛或刺痛，急躁易怒，唇暗，舌质紫黯或有瘀斑，脉弦涩或结代。加柴胡、青皮、陈皮、香附、郁金、降香、茺蔚子、姜黄、五灵脂、三七。

"百病生于气"，气机不畅则津停为痰，血滞为瘀，而痰瘀互结又可进一步阻碍气机。值此之际，当以调畅气机为先。气机调畅则津行血活，脏腑功能及机体代谢功能正常，脂浊无以生。

附：秘验方介绍

1. 颜氏降脂方

【组成】黄芪30g 生蒲黄20g 海藻15g 水蛭3条 苍术10g 虎杖12g

【功效】益气健脾、化痰消瘀。

【主治】高脂血症，症见神疲、头晕、胸闷、纳呆、腹胀便秘、舌暗苔黄、脉弦滑。

【用法】水煎服，每日1剂。连服3~6个月。

【加减】一般不做加减，坚持服用此方。

【方解】方中黄芪为补气之要药，补气健中，气行则血行，现代研究表明，黄芪有扩张血管，促进血液循环，降低血液黏滞性等作用；丹溪谓苍术能治 "六郁"乃治脾要药，《本草正义》说其善行"能彻上彻下，燥湿而宣化痰饮"，黄芪伍苍术补气健脾，复脾升清降浊之能，且补而不滞，可谓治本；生蒲黄活血化瘀，药理研究证实，含有较多的植物固醇，可与胆固醇竞争脂化酶，减少胆固醇的吸收；虎杖化瘀泄浊；海藻软坚化痰，三者配合能使癖去痰消，可谓治标；水蛭逐癖通络而不伤血，引诸药直入血分可谓佐使。

【点评】本方是颜老先生的经验方，以益气健脾、化痰消瘀为组方原则。健脾化痰法治疗高脂血症，不但能达到降脂之目的，而且明显提高患者精力、体力、耐力，改善腹胀、乏力等症状，未见异常反应，对心、肝、肾功能没有损害。配合活血化瘀之品，更有利于降低血脂。

2. 益气活血方

【组成】 黄芪15g　苍术　白术（各）9g　红花9g　桃仁9g　川芎9g　丹参15g

【功效】 益气活血。

【主治】 高脂血症证属气虚血瘀兼挟痰浊证候为主，具有神疲、头晕、胸闷、纳呆、腹胀便秘、舌暗苔黄、脉弦滑等症。

【用法】 水煎服，每日1剂。

【加减】 一般不做加减，坚持服用此方。

【方解】 方用黄芪、苍术、白术益气健脾，取脾健则痰湿自除之意，辅以红花、桃仁祛瘀而兼以通腑，丹参、川芎活血而兼以理气，诸药合用，共奏益气健脾、活血行气之功。

【点评】《诸病源候论·痰饮病诸候》谓："诸痰者，此由血脉壅塞，饮水积聚而不消散，故成痰也。"本方宗益气活血法组成，使气旺则血行痰消，血脂可恢复正常。

3. 血府逐瘀汤加减（膏方）

【组成】 当归　生地　桃仁　红花　甘草　赤芍　枳壳　柴胡　牛膝　桔梗川芎　青皮　陈皮　台乌药　郁金　苍术　白术　山楂

【功效】 疏肝理气、祛瘀化浊。

【主治】 证属肝郁气滞、痰瘀交困。

【用法】 熬膏，每日3g。连服3~6个月。

【加减】 一般不做加减，坚持服用此方。

【方解】 本方以桃仁、红花能散血行瘀通经；川芎能透达全身，入血行气，善治血瘀气滞；赤芍药能通顺血脉、缓中散恶血；生地凉血清热，配当归能养血润燥，使祛瘀而不伤阴血；桔梗、枳壳开胸行气，柴胡疏肝解郁，升达清阳，使气行则血行，行气；牛膝引血下行。再以青皮、陈皮、台乌药、郁金疏肝理气以补疏肝之力稍嫌不足；辅以苍术、白术、山楂等运脾化痰，健运中州，可防药物困其运化。

【点评】 本方以疏肝理气、祛瘀化浊为法治疗老年高脂血症。同时方中应用大量气药，因气机不畅则瘀血益重，血滞又可进一步阻碍气机运行。故调畅气机则津行血活，且气机调畅则脏腑功能正常，人体代谢功能正常，脂浊无以生。

【验案】 杨某，男。

秉性正直，肝胆为瘁，荣卫乖违，气滞血瘀，脏腑失衡，少寐多梦，梦呓喃喃，面苍不华，耳鸣，神萎，房事索然，胃呆口臭，血糖偏高，又有脂肪肝为患。脉弦细，舌紫苔腻。亟为调其血气，令其条达而致和平，功在却病，不求峻补。

柴胡90g，赤芍药90g，枳壳90g，生地黄300g，牛膝90g，桔梗60g，川芎90g，当归90g，甘草45g，红花90g，桃仁90g，磁石300g，川连45g，菖蒲90g，枣仁150g，苍术、白术各90g，灵芝90g，黄芪300g，枸杞子90g，丹参150g，苁蓉90g，蛇床子90g，生蒲黄90g（包），法半夏90g，韭菜籽90g，茯苓90g，青皮、陈皮各45g，吉林人参60g（另煎冲），台乌药60g，地锦草300g，西洋参60g（另煎冲），远志90g，生山楂150g，郁金90g，知母150g，胎盘1具。上味煎取浓汁，文火熬糊、入龟甲胶、鹿角胶各90g，蛋白糖500g，收膏。每晨以沸水冲饮一匙。

（付　强　整理）

高脂血症的治疗经验 杨牧祥

杨牧祥，1962年毕业于天津中医学院，现任河北医科大学中医学院中医诊断学教研室主任、教授、博士生导师、主任医师，兼任国家级科技成果鉴定评审专家、中华中医药学会科学技术奖评审专家、国家中医执业医师资格考试命审题专家、中华中医药学会第四届理事会理事、第二、第三批全国老中医药专家学术经验继承工作指导老师，河北省中医、中西医结合执业医师资格考试首席考官、河北省中医药学会第四、第五届理事会副会长，并担任《河北中医》第四、第五届编委会副主任委员、《疑难病杂志》第一、第二届编委会副总编辑，《中华中医药杂志》《中国中医基础医学杂志》《中国全科医学杂志》等国家级期刊编委。

一、肝脾肾功能失调为本，痰瘀阻滞为标

中医学无高脂血症病名，根据其临床表现可属于气血津液病变范畴，与痰浊、瘀血病证相似。中医学认为，血脂由水谷精微所化，是血液的组成部分，正常情况下，其含量保持在一定的范围，可称为"清脂"，有荣养机体作用；若超过了正常范围，则变为"浊脂"，成为致病因素。高脂血症与长期嗜食肥甘厚味及体质因素有关，病机不外虚、郁、痰、湿、瘀五端。脾主运化和布精，脾的运化功能正常，不仅使水谷精微物质之"清脂"化生有源，而且通过布精作用输布周身，一旦脾气亏虚或脾气壅滞，不但"清脂"不得输布而瘀滞，津液亦将代谢失常而酿湿成痰；肾主藏精，为元气之所居，元气通行三焦，主持人体津液的运行和气化，肾气亏虚，则气化受阻，水湿停聚，酿生痰浊；肝主疏泄，条畅气机，关系着人体气血津液在体内的输布，肝失疏泄，气机不利，必将导致血行不畅，津液停聚，酿生痰

瘀。高脂血症的形成与肝脾肾的功能失调密切相关，肝脾肾功能失调为本，痰瘀阻滞为标。本虚标实相互作用形成恶性循环，日久脉络受损，引发心脑血管病。因而提出的治疗原则是"高脂血症从痰瘀论治"，以化痰降浊、活血化瘀为主以治其标，辅以健脾益气、强本清源以治其本。临证时必须注意患者气色形体，问其饮食，察其舌脉，以辨虚实。

二、选用对药，独树一帜

临证善用对药，如丝瓜络与橘络，其中橘络对治疗高脂血症有着很好的临床效果，因凡植物之络类均能入人体之络，丝瓜络、橘络均为络类，故皆入络，而长于通络。丝瓜络为丝瓜的果络，性味甘平，归肺、胃、肝经，通经活络，主治风湿痹痛，关节不利。橘络为橘的中果皮及内果皮之间的维管束群，性味甘苦平，归肝、肺经，可通络化痰，顺气活血。可将上药应用于治疗脑血管病、高脂血症，疗效显著。

三、守方是原则，擅变是灵魂

治疗本病守方是原则，擅变是灵魂。辨证用药是中医治疗的特色优势，具体的用药随证化裁方法是：①若腰膝酸软疼痛，眩晕耳鸣，属肾虚者，酌加桑寄生15g，杜仲10g，枸杞子15g，女贞子15g以补肾壮腰。②若头痛经久不愈，痛如锥刺不移，入夜尤甚，属血瘀脑络者，酌加川芎15g，水蛭、全蝎各3g（研末装胶囊冲服）以活血、化瘀、通络。③若胁肋胀痛，急躁易怒，属肝郁气滞者，酌加柴胡10g，郁金10g，香附10g，川楝子10g以疏肝理气。④若头晕且胀，面红目赤，胁肋灼痛，属肝郁化火者，酌加栀子10g，龙胆草6g，黄芩10g以清肝泻火。⑤若眩晕耳鸣，头目胀痛，头重脚轻，属肝阳偏亢者，酌加钩藤15g（后下），刺蒺藜15g，生石决明15g（先煎）以平肝潜阳。⑥若胸闷刺痛阵作，属胸阳不宣，心脉瘀阻者，酌加桂枝10g，薤白10g，栝楼10g，赤芍10g，川芎15g以宣通心阳、活血通脉。⑦若肢体麻木，属痰瘀阻络者，酌加胆南星10g，苏木10g，鸡血藤30g以化痰祛瘀、活血通络。⑧若大便干结难下，属热郁津亏者，酌加大黄10g，生地黄15g，玄参15g，麦冬15g，以泻热增液通便。⑨若月经后期或痛经，经色紫暗夹块者，酌加泽兰10g，益母草15g，桃仁10g，红花10g以化瘀调经。

附：秘验方介绍

1. 脂调康方

【组成】橘络6g　炙黄芪15g　炒白术10g　清半夏10g　泽泻10g　丹参15g　姜黄10g　虎杖15g

【功效】健脾化湿、祛痰降浊、活血化瘀。

【主治】脾虚痰瘀兼夹型高脂血症。症见头晕、头痛、头重如蒙，夜寐不安，胸闷腹胀，便溏不爽，舌淡红而黯，苔白腻，脉弦涩。

【用法】水煎服，每日1剂。连服1个月。

【方解】方选橘络化痰通络、行气活血为主药，以涤脉络之痰瘀；半夏功擅燥湿消痰，泽泻渗湿降浊，以乏生痰之源；丹参活血化瘀，姜黄活血行气，虎杖活血散瘀兼能清热利湿，三药以助橘络化痰通络、行气活血之效；炙黄芪、炒白术益气健脾化湿，以助化痰降浊、行气祛瘀之力。诸药相合，共奏祛痰降浊、行气化瘀以治其标，健脾益气、强本清源以治其本之功效。标本兼治，直切病机。

【点评】本方是杨老师的经验方，用于治疗脾虚痰瘀兼夹型高脂血症。一般认为，痰瘀互结是高脂血症重要病理基础，脾虚则为发病之本。因而杨老师以祛痰降浊，行气化瘀以治其标；健脾益气，强本清源以治其本，组成本方，验之于临床，屡试屡效。

【验案】默某，男，45岁。2003年9月5日初诊。

眩晕头痛、头重如蒙两年余，近日加剧，伴胸闷腹胀，便溏不爽，舌淡红而黯，苔白腻，脉弦涩。体温37℃，脉搏73次/min，呼吸18次/min，血压130/80 mmHg。血脂检查：总胆固醇5.73 mmol/L，三酰甘油2.79 mmol/L，高密度脂蛋白胆固醇0.87 mmol/L，低密度脂蛋白胆固醇3.77 mmol/L。西医诊断：高脂血症。中医诊断：眩晕，痰瘀兼夹证。痰浊蒙蔽清阳，故眩晕头痛，头重如蒙；痰浊中阻，浊阴不降，气机不畅，则见胸闷；湿盛困脾，脾失健运，则腹胀，便溏不爽；舌淡红而黯，苔白腻，脉弦涩为痰瘀互结、气机不畅之证。治宜健脾化湿、祛痰降浊、活血化瘀。处方：脂调康方加味。药物组成：橘络6g，炙黄芪15g，炒白术10g，清半夏10g，泽泻10g，丹参15g，姜黄10g，虎杖15g，茯苓15g，天麻10g，陈皮10g，栝楼10g。15剂。日1剂，水煎服。嘱患者少食肥甘厚味及辛辣之物，忌酒。

2003年9月2日复诊：眩晕头痛已减，仍胸闷腹胀，便溏不爽，舌淡红而黯，白腻苔渐退，脉弦略涩。上方减天麻，加薤白10g，薏苡仁10g，砂仁6g。

2003年10月10日三诊：眩晕头痛、头重如蒙、胸闷腹胀诸症明显减轻，舌淡红稍黯，苔白略腻，脉弦。复查各项指标：总胆固醇5.35mmol/L，三酰甘油1.87mmol/L，高密度脂蛋白胆固醇1.72mmol/L，低密度脂蛋白胆固醇3.26mmol/L。前方减栝楼、薤白、砂仁，继服20剂。

2003年10月30日四诊：眩晕头痛、头重如蒙、胸闷腹胀诸症皆无，舌淡红，苔薄白，脉略弦。复查各项指标：总胆固醇4.96mmol/L，三酰甘油0.69mmol/L，高密度脂蛋白胆固醇1.75mmol/L，低密度脂蛋白胆固醇3.11mmol/L。该患者经两个月治疗，诸症悉平，随访两年未复发，达到临床控制标准。

2. 降脂通脉汤

【组成】丹参15g　山楂10g　决明子10g　葛根15g　泽泻10g

茯苓15g 薏苡仁10g 泽兰10g

【功效】健脾和胃、化瘀通脉。

【主治】湿浊痰瘀兼夹型高脂血症。症见头晕、头痛、胸闷或胸痛，腹胀，口渴不欲饮，便溏不爽，舌黯红，苔黄腻，脉弦涩。

【用法】水煎服，每日1剂。连服1个月。

【方解】方中选用丹参理气活血，气行则血行，为君药；山楂消食化痰，决明子清肝明目，葛根燥湿化痰生津，为臣药；泽泻、茯苓、薏苡仁淡渗利湿为佐药，泽兰活血健脾不伤正为使药。诸药合用可达清热、化痰、开瘀之功效。

【点评】高脂血症其基本病机是脾胃失调，导致湿浊内阻，痰瘀内停，本方是杨老师的经验方，用于治疗湿浊痰瘀兼夹型高脂血症。本方从湿、痰、瘀三方面入手，利湿化痰开瘀，疗效颇佳。

（闫小鹏　整理）

痰瘀同病虚实杂，
化浊降脂标本顾

沈宝藩

沈宝藩，教授、主任医师，新疆维吾尔自治区中医医院首席专家，第一批、第二批全国老中医药学术经验继承工作指导老师。享受国务院特殊津贴。沈宝藩从事中西医结合临床内科、教学、科研工作四十多年，临床经验丰富、学术造诣深厚。擅长诊治心脑血管疾病，研制出疗效显著的平肝脉通片、化痰脉通片、补气脉通片和西红花康复液等多种中成药系列制剂，在临床上均获得满意的疗效。出版了《成孚民医案医话选》《沈宝藩临床经验集》，主编有《临床中医内科学》，发表学术论文40余篇，多次参加国际学术交流。

高脂血症是由于脂肪代谢或运转异常，使血浆中的胆固醇或三酰甘油超过正常范围的一种病症。随着人们物质生活水平不断提高及生活方式的改变，目前高脂血症的发病率逐年上升，发病年龄已逐年下降。高脂血症与动脉粥样硬化密切相关，是引起心脑血管病变的重要原因之一，严重危害着人类的身体健康和生活质量。因此，高脂血症的防治日益引起了人们的重视，降脂治疗（近来倾向于调脂治疗），可减轻或避免冠心病、脑卒中的发生，可预防动脉硬化，从而降低冠心病和脑卒中的发病率。目前虽然多种西药有降脂作用，但长期服用有不良反应，针对这种现状，中医中药在防治高脂血症方面有一定的优势。

一、临床证型

一般认为高脂血症与中医学的"痰浊"有关，但此病的发生与痰浊及瘀阻亦密切相关。因为痰与瘀互存互根，故高脂血症的发病也往往痰瘀同病，其病理基础是痰浊瘀血阻塞脉道，为本虚标实之证，故治疗宜标本兼顾，在化浊降脂时必须与扶正相结合，方能取得良好疗效。据此，高脂血症分以下几种常见证型。

（一）脾虚痰生

脾主运化，为后天之本，气血生化之源，津液输布的枢纽，膏脂的生成与转化皆有赖于脾的健运。若脾胃虚弱，则脾不健运，饮食不归正化，水谷精微失于输布，易致膏脂输化障碍而成高脂血症。症见头晕目眩、腹胀纳差、四肢倦怠、大便溏薄，舌质淡，苔白腻，脉弦滑。治宜健脾化痰、活血化瘀。常用半夏白术天麻汤，加用当归、赤芍、川芎、泽泻等。腹胀者，加厚朴、枳壳；纳差者，加山楂、麦芽、鸡内金。

（二）肝郁气滞，痰瘀互结

肝主疏泄，气行则血行，气滞则湿阻。肝失疏泄，气机的运化失常，脏腑功能受损，必然出现气血津液的一系列变化，气滞则血瘀，气滞则水停，津液与血液运行异常，留而为痰为瘀，久则痰瘀互阻，阻滞血脉。症见胸胁苦满、烦躁易怒，女性可见月经不调、乳房胀痛，舌质暗红，苔薄，脉弦。治宜疏肝理气、活血化瘀。

当以柴胡疏肝散加郁金、佛手、延胡索、厚朴治之。胁痛者，加川楝子；痰浊重者，加泽泻、薏苡仁、茯苓，同时重用山楂、麦芽、决明子。

（三）肝肾阴虚，痰瘀阻络

肾为先天之本，禀赋不足、后天失养，久病耗损和年老体衰，均可导致肾精亏虚，阴不制阳，虚火内燔，蒸熬津液，精从浊化，生痰生瘀，而发高脂血症。

症见头晕耳鸣、视物模糊、腰膝酸软、夜寐欠安，舌质暗红，苔薄，脉细弦。治宜滋补肝肾、活血化瘀。

若以肝阴虚为主者，常用一贯煎加减；以肾阴虚为主者，常用六味地黄汤化裁，并加枸杞子、仙灵脾、女贞子、何首乌以养阴柔肝。

（四）气虚血瘀，痰瘀互阻

气为血帅，气行则血行，气虚则运血无力，滞而为瘀，痰浊瘀血混结而为患。症见气短乏力，胸部闷痛，肢体麻木，大便不爽，舌质紫暗，苔白腻，脉弦滑。治宜益气养血、化痰泄浊。治疗此型病症，若以胸部闷痛为主者，选用瓜蒌薤白半夏汤加黄芪、茯苓、当归、桃仁、红花、延胡索；若以偏身不用为主者，选用补阳还五汤加全蝎、僵蚕，同时重视调理脾胃、顾及胃气。重视脾胃是为了增加正气而去除邪气，取气行则血行而促进血脉流通、调和气血的目的。

（五）痰热瘀血，阻滞脉络

痰浊瘀血瘀阻脉络，伏行脉道，积久不去，防碍气机，血行不畅滞而为瘀，痰浊瘀血混浊为患。

症见胸闷恶心、口苦便干、腹胀纳差、夜寐欠安，舌质紫暗，苔黄腻，脉弦滑。

治以清热化痰、活血通脉。常以温胆汤加减治之。大便秘结者，加酒制大黄、莱菔子、枳壳；胸闷胸痛者，加郁金、连翘、陈皮、延胡索。在治疗此病症时，强调要因人因病制宜，治疗一定要个体化，随症加减，并注意辨证为主，选用经药理药效证实的降脂药物。

二、生活调摄

目前因生活方式的改变，中青年人嗜食肥甘、过量饮酒，缺乏体育锻炼，均可引起体重超标，热量消耗减少，脂质代谢紊乱而发高脂血症。此类患者一般正气并不虚弱，而是由于肝胆疏泄不利，造成痰浊瘀血内生。因此，在治疗上应以疏肝理气、化痰祛瘀为法，取气行则血行而达到促进血脉流通调和气血的目的。老年患者多表现有不同程度的正气虚弱征象，多为脾气虚弱、肾经不足，故治疗老年患者应加强健脾益气。高脂血症是一个慢性疾病，病程较长，尤其是老年患者虚实夹杂，常常合并有一些其他病变。治疗应该缓急有序、虚实兼顾，不可急于求成；不可妄用攻伐峻烈之药以免伤人正气。

对此病一定要积极治疗，防止并发症的出现，及时告诫患者，不能单一依靠药物治疗，更要注意生活的合理调摄，防患于未然，收到事半功倍的疗效。合理的体育锻炼非常重要，尤其对于肥胖患者，强调一定要多运动，因为运动可以降低血脂，并且可以减少并发症的产生。饮食一定要粗细搭配，多食水果蔬菜，尤其是一些纤维素含量较多的食品。高脂血症患者一定要保持大便的通畅，以利于浊秽之物的排出。

○ 附：秘验方介绍

1. 半夏白术天麻汤加减

【组成】半夏10g　天麻15g　茯苓15g　橘红15g　白术15g　甘草15g　当归10g　赤芍10g　川芎15g　泽泻10g

【功效】健脾、燥湿、化痰。

【主治】治疗痰浊瘀阻之高脂血症的基础方。

【用法】水煎服，每日两剂。连服1个月。

【加减】腹胀者，加厚朴、枳壳；纳差者，加山楂、麦芽、鸡内金。

【方解】方中半夏燥湿化痰；天麻平肝降逆，两者合用，为治疗风痰之要药，故以两味为君，以白术、茯苓为臣，健脾祛湿，能治生痰之源，佐以橘红理气化痰，当归养血补肝，赤芍，川芎活血祛瘀，泽泻性寒专以淡渗利水，使以甘草和中调药，综观全方，痰瘀并治，标本兼治，诸药相合，方简力宏。

【点评】本方以痰瘀并治为组方原则，对此类以痰浊瘀阻，表现有不同程度的正气不足征象之高脂血症有较好的疗效。

【验案】曹某，男，42岁。初诊：2001年4月14日晨。

初诊：因"头晕乏力两月余"收住入院。入院时症见神志清，精神软，头晕阵作，身困乏力，倦怠，纳食可，大便偏干，夜寐欠安。舌质黯淡，苔白腻，脉弦滑。查体：体形肥胖，腹部膨隆，神经系统检查阴性。血脂分析示TG：8.31mmol/L，TC：9.3mmol/L，提示血脂增高，脂质代谢紊乱。诊断：中医为眩晕（痰浊中阻），西医为异常脂蛋白血症。治疗主以化痰泄浊通络为法，方选半夏白术天麻汤。处方：天麻10g，白术、川芎、半夏各9g，枳壳、陈皮各6g，当归、桃仁、决明子、泽泻、山楂各15g。患者服药期间，嘱其多运动，控制饮食，多食蔬菜水果，戒烟酒。

二诊：服药1周后，患者自觉头晕减轻，乏力感有所改善。守方守法继续治疗1月余，复查血脂TG及TC均有明显下降，但均未达标，继续门诊治疗。

三诊：3月后复查血脂完全正常，临床症状缓解，临床治愈。

2. 加减柴胡疏肝散

【组成】柴胡、枳壳、川芎、香附、佛手各10g　延胡索、厚朴、白芍各6g　甘草5g

【功效】疏肝理气、活血化瘀。

【主治】治疗肝郁气滞、痰瘀互结之高脂血症。

【用法】水煎服，每日两剂。连服1个月。

【加减】胁痛者，加川楝子；痰浊重者，加泽泻、薏苡仁、茯苓，同时重用山楂、麦芽、决明子。

【方解】肝为刚脏，宜和而不宜伐，故用白芍以养血柔肝止痛，且与柴胡相伍一散一收，助柴胡疏肝，相反相成共为主药；配枳壳泻脾气之壅滞，调中焦之运动与柴胡同用一升一降，加强疏肝理气之功，以达郁邪；白芍、甘草配伍缓急止痛，疏理肝气以和脾胃；川芎、佛手、延胡索行气开郁，活血止痛；厚朴以宽胸畅通宣泄郁气；香附理气和胃止痛。诸药合用辛以散结，苦以降通，气滞郁结方可解除，枢转气机条畅，则气血运行得复，病症自愈。

【点评】本方以疏肝理气、活血化瘀为组方原则，取气行则血行而达到促进血脉流通、调和气血的目的，对此类以肝郁气滞，痰瘀互结型高脂血症，伴有胸胁苦满、烦躁易怒等症状者有较好的疗效。

3. 益脾调脂汤

【组成】当归15g　熟地黄12g　半夏10g　陈皮12g　茯苓10g　乌梅6g　莱菔子10g　栝楼10g　生姜10g

【功效】燥湿化痰泄浊，益气养血。

【主治】治疗气虚血瘀、痰瘀互阻之高脂血症。

【用法】水煎取汁300ml，日两次，早晚分服。两周1个疗程。

【加减】头晕重者加白术、天麻；胸闷心悸明显加菖蒲、远志。

【方解】方中半夏取其辛温性燥，善能燥湿化痰，且可降逆、和胃、止呕；陈皮，理气燥湿使气顺而痰消；佐以茯苓健脾渗湿，湿去脾旺，痰无由生；生姜降逆化饮，既可制半夏之毒，且能助半夏、陈皮行气消痰；复用少许乌梅收敛肺气，与半夏相伍，有散有收，相反相成，使痰法而不伤正。加莱菔子、栝楼，以增强化痰祛湿之功。熟地味甘微温质润、当归味甘而重，二者既能滋阳养血又可通经活络。

【点评】本方是为高脂血症证见气血虚弱者而设，扶正为助化痰泄浊，祛邪以助正气恢复，则精不化浊，血脂可渐恢复正常。

（付　强　整理）

虚实夹杂聚生痰，
标本兼顾通经脉

邵念方

邵念方，男，1938年生，主任医师，教授，博士生导师，享受国务院特殊津贴。从事中医临床工作数十年，对内科领域的常见病、多发病和疑难危重病的诊治进行了潜心的研究，具有高深的专业理论和技术水平，1990年获上东升科协自然科学成果奖二等奖两项。主持进行《调脂通脉片治疗高脂血症的临床与实验研究》，1990年通过省级鉴定，专家评为全国领先水平，1996年获省科委科技进步三等奖。1997年又获省科委科技进步三等奖一项，省教委科技进步三等奖一项。获得两项专利，其中一项获1997年美国爱因斯坦国际发明博览会金奖。著有《脏腑证治与用药》《中医诊断学》等著作7部，发表《论中风腑证》《从临床实践中看中医治疗急性心肌梗死的优势》等论文四十余篇。

高脂血症亦称高脂蛋白血症，它是引起动脉粥样硬化的主要因素，了解和治疗此症对预防和治疗动脉粥样硬化所引起的疾患如脑血管意外（中风）、冠状动脉供血不足以及心肌梗死等疾病有重大意义。血清里的胆固醇、三酰甘油、磷脂和游离脂肪酸有一项升高即称高脂血症。祖国医学无高脂血症这一名称，但从高脂血症所出现的主要症状，如眩晕，胸闷，气短，肢体麻木，倦怠、舌质红有瘀斑，脉沉涩等，祖国医学早有记载。从临床实践来看此证属本虚标实之疾。

一、临床证形

1.肝为风木之脏，体阴用阳，喜条达主升主动。谋虑太过或忧郁恼怒，致使木郁化火、肝阴暗耗，肝火偏亢，风阳升动，上扰清空，而发眩晕；如木郁克土，脾失健运，聚湿生痰，胸中气郁，痰火上犯而致胸闷气短心烦；若气滞脉中，致使血流不畅，瘀血内存，脉络瘀阻而失养，出现肢体和肌肤麻木不仁或疼痛。

2.思虑烦劳，内伤心脾。血虚不能上奉于脑则头晕目眩，不能充脉则脉沉细，脉络流滞，肌肤失养则麻木不仁。脾虚则倦怠。

3.肾为先天之本，藏精生髓。若先天不足或年迈肾亏，均导致肾精不足，不能生髓，而脑为髓海，髓海不足，上下俱虚，出现头晕眼花、脉沉涩等。

4.脾为后天之本。饮食不节或膏粱厚味则伤胃，劳倦过度则伤脾，脾胃损伤，运输失司，导致水谷不化精微，聚湿生痰，痰湿上泛则胸闷气短，痰滞经络，外邪入膝则肌肤不仁。痰气交阻，清阳不升，浊阴不降则头晕目眩。

总之，此症多由年迈肾亏，郁怒烦恼，肝气不舒郁久化火，肝阴暗耗，导致肝肾阴虚、肝阳上亢而出现头晕眼花；肝胆克脾或饮食不节，使脾运失健，运化水湿和水谷的功能减弱，聚湿生痰，痰湿上泛，气机不利则胸闷气短；痰串经络，血脉瘀阻而出现肢体麻木或疼痛，脉象沉涩或结代。

二、辩证认识高脂血症

高脂血症的中医辨证非常复杂，必须以辩证唯物论的观点来指导临床实践，根据疾病发展的客观规律，抓住病的本质，用辩证的观点来分析局部与整体的内在联系，分析疾病过程中各阶段的主要矛盾及主要矛盾方面的关系。中医治疗高脂血症不仅看到了外因的饮食失常和风寒客邪，而且更考虑到作为内因的肝肾两虚，并认为肝肾阴虚是本，是主要矛盾方面，是决定性的因素。气滞血瘀或痰湿壅塞等为此病之标。在一般情况下采取标本兼顾的原则，但仍要"急则治其标，缓则治其本"，即在平时自觉症状不明显时，发现血脂增高，当治以滋补肝肾为主，但必须加入理气活血解郁之品以佐之，使补而不腻不涩，否则用药后气滞更甚、血瘀更重，由原来的次要矛盾转化为主要矛盾，导致疾病的急性发作。在疾病急性发作时，如阵发胸闷、胸痛、心绞痛明显，当暂时治以通阳理气，活血通络为主，但也必须配以滋肾养肝益血之味。否则辛通之品会使肝肾之阴更亏，经脉失养更加严重，犯了虚虚之戒，疗效是不会巩固的。总之，标本先后缓急的掌握应完全根据病人在疾病各个阶段所表现的不同情况灵活运用，才能取得满意的疗效。

附：秘验方介绍

通脉汤

【组成】何首乌30g　决明子30g　金樱子15g　茵陈20g　泽泻30g
焦山楂30g　郁金15g

【功效】滋肾养肝、清利湿热、解郁化痰、活血通脉。

【主治】治疗阴虚火旺，动脉内有斑块的高脂血症。

【用法】水煎服，每日两剂。连服1个月。

【加减】偏肝肾阴虚、肝阳上亢者，加寄生、五味子、生赭石；偏脾胃失健者，加生黄芪、桂枝、青木香；偏经脉疼阻肢体麻木疼痛者，加红花、赤芍、三七粉、防风；偏肝阴虚视物昏花者，加茺蔚子、青葙子。

【方解】何首乌补肝肾养气血，降血脂，决明子清肝益肾，降血压降血脂，金樱子填精气，降血脂，共起滋养肝肾、软化血管、降低血脂的作用；茵陈清湿热益血脉，降压降脂扩冠，泽泻利尿渗湿泻相火降压降脂，共起清利湿热降压降脂，扩张冠状动脉的作用；山楂行瘀化痰消积，降低血脂，郁金行气解郁活气血，减少动脉内斑块，共起补养肝肾解郁化痰，活血通脉，降低血压，减少动脉内斑块的作用。

【点评】本方扶正祛邪并用，既清热化痰又滋补肝肾，起到标本兼治的作用，对邪实正虚的高脂血症有较好的疗效。

【验案】徐某，男，45岁。2012年6月20日来诊。

头沉头晕，失眠多梦半年，加重10天。伴有左胸发闷心慌，胸痛阵作呈刺痛样，历3～5秒，日发5～7次。既往无他病，舌质淡红舌苔薄白，脉象弦细涩。检查：血压：130/80mmHg，TG：8.44mmol/L，TC：9.5mmol/L。心电图：左室面高电压。诊断：中医为眩晕（痰火上扰），西医为高脂血症。治疗主以清热解郁、活血通络为法。方选通脉汤加减。处方：何首乌30g，决明子30g，金樱子15g，茵陈20g，泽泻30g，焦山楂30g，郁金15g，红花10g。患者服药期间，嘱其调情志，节饮食，慎起居，戒烟酒。

二诊：服药35服，诸症基本消失。舌质淡舌苔白，脉象弦细。处方：继服上方以巩固疗效，继续降脂。

三诊：复查血脂完全正常，临床症状缓解，临床治愈。

（闫小鹏　整理）

高脂血症的治疗原则——辨证论治

陈克忠

陈克忠，男，1927年生，江苏铜山人。全国老中医药专家学术经验继承工作指导老师，主任医师。现任职于山东医科大学附院内科。兼任中国中西医结合学会理事，全国中西医结合四诊研究委员会主委，消化专业委员会委员，山东中西医结合学会副理事长等职。从事医疗、教学、科研工作逾五十载，德高望重，学术精湛，名闻遐迩，处方用药颇有独到之处，多年来对中医肾与脑功、性功与延缓衰老的相关及Ⅱ型糖尿病与脑功能的相关性研究有丰富的经验，尤其在中药抗衰老和改善脑功能方面有较深的造诣，先后获省科委科技进步二等奖两项，省厅科技进步二等奖6项，主编和参编书9部，发表论文共一百三十余篇。

高脂血症是一种常见多发的代谢性疾病，由于脂肪代谢或运转异常使血浆一种或多种脂质高于正常称为高脂血症，脂质不溶或微溶于水必须与蛋白质结合以脂蛋白形式存在，因此，高脂血症常为高脂蛋白血症，表现为高胆固醇血症、高三酰甘油血症或两者兼有。由于人们物质生活水平不断提高及生活方式的改变，高脂血症的发病率逐年上升，发病年龄已逐年下降，血脂异常是目前公认的动脉粥样硬化极为重要的治病危险因素。陈克忠教授认为高脂血症是因为脂质代谢紊乱状态所致，中医视为痰浊，血瘀，脏腑虚损所产生的病理产物。其病机为本虚标实，虚实夹杂。本虚，主要为肾虚，波及肝脾；标实，是指痰浊，血瘀。故治当益肾固本，佐以化痰祛瘀。所以有效的控制高脂血症是防治老年性心脑血管病的重要途径，所以中医中药在防治高脂血症方面有一定的优势。

○ 一、辨证求因

中医认为高脂血症脂质代谢紊乱状态，可视为痰浊、血瘀。痰浊、血瘀为脏腑虚损所产生的病理产物。脾主运化，为生痰之源。脾虚失运，水谷肥甘之物无以化生气血精微，则痰浊内生。脾之健运根于肾之温养，肾虚及脾，或脾脏本虚，均可使健运失司，痰浊内生。在肾虚为主的多脏器虚损的衰老过程中，气化功能减退，气血失调，故血行不畅，易致血瘀。在血液流变学方面的改变是血液呈浓、黏、凝、聚状态。肝肾同源，肾阴不足，肝失涵养，故常肝肾俱虚。 肝阴不足可使疏泄功能随之减退。肝失疏泄，气机不畅，则直接影响脾之运化及血脉之畅达。故痰浊、血瘀之形成，亦与肝功能失调有关。肾脾肝诸脏亏虚，痰浊、血瘀乃生，痰瘀同病，作用于机体，浸淫脉道，共同构成缺血性心脑血管疾病的危险因素。

○ 二、治疗原则

高脂血症的治疗应以标本兼顾、补虚泻实为原则。临床辨治，当分清标本缓急，虚实轻重，或益肾固本为主，或化痰祛瘀为主，或二者并举。高脂血症分以下几种常见证型。

（一）肝肾阴虚

症见：多见于中年以上形体并不丰腴者，常眩晕，耳鸣，头痛，肢麻，腰膝酸软，口咽干燥，五心烦热，健忘难寐。舌红少苔，脉多细数。

治法：滋补肝肾、养阴降脂。

处方：何首乌30g，玉竹30g，泽泻20g，丹参15g，五味子6g，决明子 12g，生地12g，枸杞子15g，菊花9g，黄精 12g，玄参20g，女贞子10g。

加减：兼心阴不足加麦冬、天冬；兼痰浊加石菖蒲、天竺黄；兼血虚加当归、鸡血藤。

（二）痰湿内阻

症见：此型多见于肥胖之人，平时经常头晕胀痛，胸脘痞闷，甚则呕恶痰涎，身沉肢重，乏力倦怠。舌淡，边有齿痕，苔白滑腻，脉多濡滑。

治法：健脾燥湿、化痰降脂。

处方：法半夏10g，茯苓20g，苍术12g，白术12g，栝楼皮12g，炒薏苡仁10g，泽泻30g，陈皮 9g，生山楂20g，丹参 15g，甘草30g。

加减：痰多加白芥子、制胆星、莱菔子；气虚湿重加黄芪、党参或重用苍术、白术。

（三）肝胆郁滞

症见：平素性情抑郁，情绪不宁，善叹息，伴胸闷，少腹或胁肋胀痛，脘痞嗳气，泛酸苦水，妇女可见月经不调，经前乳胀、腹痛。舌淡，苔薄白，脉弦等症。

治法：疏肝解郁、利胆降脂。

处方：柴胡15g，郁金10g，金钱草30g，茵陈30g，山楂15g，沉香6g，香附12g，赤芍12g，白芍15g，川芎9g，炒山栀9g。

加减：兼脾虚痰湿重加半夏、陈皮；气滞血瘀加木香、当归、丹参；食积不化酌加炒麦芽、鸡内金。

（四）脾肾阳虚

症见：多形体肥胖，形神衰退，常头昏头晕，耳鸣，齿摇，腰膝酸软，形寒怕冷，手足欠温，腹胀纳呆，肠鸣便溏，阳痿滑精。舌体淡胖，边有齿印，苔中根白腻，脉象沉细而迟。

治法：健脾温肾、化浊降脂。

处方：附子9g，茯苓15g，党参20g，白术9g，仙灵脾12g，菟丝子9g，杜仲12g，肉豆蔻10g，淫羊藿10g，桑寄生15g。

加减：痰浊盛加栝楼、薤白、半夏；尿少、水肿加车前子、椒目；大便溏薄加莲子、薏苡仁、大枣。

☯ 附：秘验方介绍

1. 何首乌丸合杞菊地黄丸加减

【组成】制何首乌30g　枸杞子15g　熟地黄20g　黄精30g　淫羊藿30g　泽泻40g　生山楂30g　仙灵脾30g　山茱萸（制）20g　山药20g　牡丹皮20g　菊花15g

【功效】益肾固本、化痰祛瘀

【主治】高脂血症见于中年以上形体并不丰腴者，常眩晕，耳鸣，头痛，肢麻，腰膝酸软，口咽干燥，五心烦热，健忘难寐。舌红少苔，脉细数。

【用法】水煎服，每日两剂。连服1个月

【加减】若肾阴偏虚，心烦失眠，口燥咽干，舌红少苔，脉细数者，加女贞子、黑芝麻，并重用熟地；肾阳偏虚，畏寒肢冷，舌淡苔白，脉沉细者，加肉苁蓉、巴戟天、制附子；脾虚偏重，脘腹胀满，倦怠乏力者，加党参、黄芪、半夏。

【方解】何首乌、枸杞子、熟地、淫羊藿益肾填精，黄精补益脾气，泽泻助脾渗湿，生山楂消食化浊。

【点评】本方益肾固本佐以化痰祛瘀此为重在治本之法。

【验案】张某某，男，52岁。1992年3月31日就诊。

高脂血症史一年，平时无不适感觉，近两周来手足心热、两目干涩、大便时干、舌红少苔，脉弦细数。血压130/100mmHg，血脂：TC:8.56mmol/L，TG:2.80mmol/L，HDL:0.95mmol/L，aPOA-11.029/L ，aPOB-10.98/L。证属肾阴不足累及肝阴。治宜滋补肝肾为主。处方：制何首乌30g，枸杞子15g，熟地黄30g，黄精30g，淫羊藿30g，泽泻40g，生山楂30g，女贞子15g、黑芝麻30g，菊花15g，大黄6g（后下）。连服10剂，症状明显减轻。继服10剂，症状悉除。复查血压：130/90mmHg；血脂：TC6.7mmol/L，TG 1.52mmol/L ，HDL1.16mmol/L，aPOA-1.239/L 。aPOB-10.99/L。临床治愈。

2.泽泻汤合失笑散加减

【组成】泽泻40g　生蒲黄12g　五灵脂12g　大黄6～15g（后入）决明子30g　制首乌30g　郁金10g　生山楂30g

【功效】化痰祛瘀、益肾固本。

【主治】高脂血症见于平时经常头晕胀痛、胸脘痞闷，甚则呕恶痰涎，身沉肢重，乏力倦怠，舌淡，边有齿痕，苔白滑腻，脉濡滑。

【用法】水煎服，每日两剂。连服1个月。

【加减】若胸闷胸痛者，加栝楼皮、丹参、赤芍；眩晕明显、肝阳上亢者，加菊花、生石决明、钩藤；口干烦躁、苔黄厚腻，痰湿化热者，加茵陈、黄芪、胆星。

【方解】泽泻、蒲黄、五灵脂、大黄、郁金利湿化痰、祛痰行气。

【点评】化痰祛瘀、益肾固本此为标本兼治之法。

（贾晓敏　整理）

化浊降脂须扶正，
合理膳食慎起居

姚树棠

姚树棠（1923—2007）男，教授、主任医师、中医泰斗，皇室太医世家。曾任西安市红十字会医院中医科主任、副主任医师，市中医学会内科、妇科委员，1972年代表西安出席全国气管炎分型会议。行医六十载，以治疗内科疑难杂症著称，又精于妇、儿外科。一生中自拟有效经验方剂甚多，如"祛脂通脉糖浆"对冠心病的治疗有90％以上疗效，作为科研成果推出。临床、医教工作之余，手不释卷、精研医籍，不断对中医临床经验进行总结，发表学术论文四十余篇，贡献秘验方300首，部分被省、市验方新编录用。

高脂血症是血脂代谢异常引起的，高血脂容易加速动脉粥样硬化，使人体过早的出现心脑血管疾病、动脉闭塞症等，影响身体健康。血脂过高是加速动脉粥样硬化多个因素中的最危险（易患）因素。高脂血症患者患了动脉粥样硬化，进而会导致众多的相关疾病的发生，其中最常见的一种致命性疾病就是冠心病。治疗高脂血症是中老年人常见的疾病之一，是严重影响中老年人正常生活的疾病，现在有年轻化的趋势。因此，高脂血症的防治日益引起了人们的重视，降脂治疗（近来倾向于调脂治疗），可减轻或避免冠心病、脑卒中的发生，可预防动脉硬化，从而降低冠心病和脑卒中的发病率。目前虽然多种西药有降脂作用，但长期服用容易损伤肝肾，停药后往往容易反弹，而针对这种现状，研究和开发出理想的降脂中药已成为当务之急。

☯ 一、临床分型

高脂血症常见有脾虚痰湿、肝肾亏虚、气滞血瘀等，病情因人而异。本病病机可以概括为肝、脾、肾三脏功能失调，以肾虚脾弱为本，痰瘀阻塞脉道为标。高脂血症为本虚标实之证，故治疗宜标本兼顾，在化浊降脂时必须与扶正相结合，方能取得良好疗效。治疗上当以化痰祛脂贯穿始终，健脾益肾以固其本，兼用活血理气之品辅助治疗，升高对人体有益的高密度脂蛋白胆固醇，最终达到降脂的目的。据此，高脂血症分以下几种常见证型。

（一）脾虚痰盛

脾主运化，为后天之本，气血生化之源，津液输布的枢纽，膏脂的生成与转化皆有赖于脾的健运。若脾胃虚弱，则脾不健运，饮食不归正化，水谷精微失于输布，易致膏脂输化障碍而成高脂血症。症见体胖，身体困重，胸闷憋气，头重头晕，食欲不振，脘腹胀满，大便溏薄，舌质胖边有齿痕，苔白腻，脉濡滑。治宜益气健脾、燥湿化痰。常用泽泻汤加减：泽泻、何首乌、决明子各30g，白术15g，生大黄6g，水煎服，每日1剂。或用脉通降脂片，每次4片，每日3次。也可以用脉安冲剂、血脂宁片等。

（二）脾肾亏虚

脾运化水谷的功能，有赖于肾气及肾阴肾阳的资助和促进，才能健旺，即所谓"先天温养、激发后天"；肾精不足与脾精不冲，脾气虚弱与肾气虚亏，脾阳虚损与命门火衰，脾阴匮乏与肾阴衰少，常相互影响，互为因果。症见血脂增高，兼腰膝酸软、耳鸣眼花、倦怠乏力。治宜健脾补肾、化痰泄浊。

方用清脂汤加减：生首乌、菟丝子、女贞子、黄精各12g，山楂、泽泻各15g，茯苓、补骨脂各10g，每日1剂，水煎服；或用月见草油丸，每次3丸，每日3次；或用乌龙降脂茶，每次1~2袋，每日3次。也可用何首乌、桑寄生各30g，枸杞子15g，水煎代茶饮。

（三）肝肾阴虚，痰瘀阻络

肾为先天之本，禀赋不足、后天失养，久病耗损和年老体衰，均可导致肾精亏虚，阴不制阳，虚火内燔，蒸熬津液，精从浊化，生痰生瘀，而发高脂血症。症见头晕少寐，耳鸣耳聋，烦躁易怒，口燥咽干，右胁隐痛，腰膝酸软，颧红盗汗，手足心热，舌质暗红，脉沉弦滑治宜滋补肝肾、活血化瘀。

方用祛脂通脉汤加减：何首乌30g，丹参20g，生山楂30g，葛根12g，酸枣仁20g，川芎10g，桑葚20g；肾阴虚症状明显者，加女贞子、何首乌、黄精；瘀血症状明显者，加桃仁、红花、川芎。

二、生活调摄

随着人们生活水平的提高，高脂血症的发病率也越来越高，尤其对于一些中老年人来说，预防高脂血症成了保持健康的首要任务。高脂血症患者，除了积极药物治疗外，合理饮食和良好的生活方式也是促进和维持脂质代谢平衡的重要措施。此类患者一般正气并不虚弱，而是由于肝胆疏泄不利，造成痰浊瘀血内生。因此，在治疗上应以疏肝理气、化痰祛瘀为法，取气行则血行而达到促进血脉流通调和气血的目的。老年患者多表现有不同程度的正气虚弱征象，多为脾气虚弱，肾经不足，故治疗老年患者应加强健脾益气。高脂血症是一个慢性疾病，病程较长，尤其是老年患者虚实夹杂，常常合并有一些其他病变，如高脂血症伴习惯性便秘的患者：可用生首乌、生决明子、虎杖，水煎代茶饮，可增加排便次数，加快脂类的排出；肥胖、混浊内困的高脂血症患者：用泽泻、决明子各15g，荷叶10g，苍术9g，水煎代茶饮。或仙人掌、车前草各30g，水煎服；脾虚瘀血证：脾虚淤血证的高脂血症患者用北黄芪15g，山楂20g，水煎服。

◯ 附：秘验方介绍

祛脂通脉糖浆

【组成】何首乌 桑葚 丹参 葛根 川芎 山楂 枣仁

【功效】滋补肝肾、活血化瘀。

【主治】用于中老年高脂血症属肝肾阴虚，痰瘀阻络型。

【用法】每次服40ml，日服两次。1个月为1个疗程。

【加减】一般不做加减。

【方解】何首乌滋补肝肾、益血养精、乌须发、抗衰老，配桑葚可增强补肝肾，滋养精血以护正气；丹参活血化瘀，有镇静、降血糖、抗血凝、增加冠状动脉血流量作用；行血中瘀滞，具有养心宁志的作用。配川芎通行血脉，行气止痛，用于血瘀气滞以致胸腹疼痛。山楂可消肉积、祛血瘀，有降血脂、降胆固醇、扩张血管的作用。葛根可疏散表邪、生津止渴。枣仁为养心安神药，兼有养心阴、益肝血及敛汗作用。全方共奏滋补肝肾、活血化瘀之功效。

【点评】祛脂通脉糖浆是姚氏自拟方剂，本方化瘀祛脂、健脾益肾达到降脂的目的。

【验案】屈某，男，52岁。初诊：1982年4月14日。

初诊：因"头昏头痛1年，加重3天"收住入院。入院时症见：肥胖体形，因劳累后头昏加重，阵发性头痛项强，右手发麻，失眠多梦，胸闷气短，口干而渴，时感心烦，腰酸腿软，夜尿多。血压170/100mmHg，脉弦细微数，舌质暗紫，苔薄白。胆固醇9.19mmol/L，三酰甘油3.20mmol/L。脑血流图：脑血管弹性降低，心电图正常。证属肝肾阴虚、痰瘀阻络，治宜滋补肝肾、活血化瘀。服祛脂通脉糖浆加服天麻丸，服药一个疗程后，复查胆固醇6.50mmol/L，三酰甘油2.64mmol/L，血压130/90mmHg，停服降压药，自觉症状减轻。继续服祛脂通脉糖浆一个疗程，嘱病人早晨慢跑或快步竞走，少食含脂肪性食物。第二个疗程服完后，体重下降5千克，胆固醇6.30mmol/L，三酰甘油1.74mmol/L，随访半年未复发。

（李淑玲　整理）